専門チームがマジメに答える

糖尿病
お悩み相談室

(西宮市)渡辺内科クリニック・編著

神戸新聞総合出版センター

はじめに

この本を手に取っていただいてありがとうございます。

糖尿病についての本は数多くありますが、内容については玉石混交です。一部に「○○を食べればよくなる」などといった偏った記述が見られるのは残念なことです。糖尿病は食事や運動、ストレスといった多くの生活習慣と関係が深い病気です。それゆえ生活の中の一つを変えたから解決するものではありません。誤った情報をうのみにすると、病状を悪化させ健康を損なう可能性もあるのです。糖尿病はマラソンに例えられるように、根気よく一生つきあっていく病気です。適切なペースを守って走り続ければ無事に完走、すなわち健康寿命を全うできます。無理なペース変更や奇策に走ると、途中脱落につながりかねません。

糖尿病は患者さんが治療の主役です。食事療法、運動療法、服薬、注射など自分自身で管理すべきことがらが数多くあります。医師や医療スタッフは例えるなら患者さんというランナーを支える伴走者です。主役である患者さんがもっと糖尿病に関心を持つべきだと、私は常々思っています。ランナー自身が道を知らなければ、コースアウトしてしまいます。治療方針や検査結果をチェックする力を身につけてはじめて自分の身体を守れるのです。糖尿病は医師の管理能力と同じくらい、患者さん自身の管理能力が問われる病気なのです。

この本では偏りを排し、できるだけ正確に、糖尿病について知っておくべきポイントを書きました。糖尿病の検査の見方、食事、運動、薬物といった治療法、日常生活上の注意や、さらには受診の際に知っておくと役立つ知識など内容は多岐にわたります。患者さんからよく受ける質問に糖尿病専門の医師とスタッフが答えるQ＆A形式にまとめました。章立ての順番を気にせず、ご興味のある内容、知りたいと思う項目から読んでみてください。

もくじ

4章 日常生活での注意点

5章 クリニックの舞台裏

1章

糖尿病の検査

Q1 腎臓の状態はどんな検査で分かりますか？

腎機能の検査eGFRに注目を

腎臓の状態の良し悪しは、糖尿病患者さんの将来を左右します。糖尿病は透析導入に至る原因疾患の第1位なのです。なので私たちは腎機能の検査数値を常に気にしています。

近年、**eGFR**は腎機能を評価する指標として重視されるようになってきました。

血中クレアチニンに変わる検査値

従来は腎機能の検査といえば血中クレアチニンが主役でした。クレアチニンは筋肉由来の物質で、一定量を超えると腎臓から排泄されます。しかし腎臓の働きが悪くなり処理の能率が落ちると、不要なクレアチニンが血中に多く残るようになります。このような機序から、血中クレアチニンの上昇は腎機能の低下を反映しており、腎機能検査の代表格として用いられてきました。

しかし血中クレアチニンには欠点があります。筋肉量の多い人はクレアチニンが高

◆表１　血中クレアチニン（Cr）基準値

男性	0.61 ～ 1.04mg/dL
女性	0.47 ～ 0.79mg/dL

めになります。これは腎機能の悪化とは無関係な現象です。血中クレアチニンの正常値は女性より男性の方が高めに設定されている（**表1**）のも、筋肉量の違いによります。さらに数値の動きに独特のクセがあります。1・0を超えて2・0まではゆるやかな上昇スピードですが、2・0を超えると急速に上昇します。分かりやすくいうと1・0から2・0までと2・0から4・0まで、さらに4・0から8・0までと倍になる年数が患者さんごとにほぼ同じと考えられています。

eGFRはこのような問題を解消すべく考案されました。血中クレアチニンに性別、年齢を加味した計算値です。

◆表２　eGFRの数値と腎臓の重症度

eGFRの数値	腎臓の状態
60 ～ 120	正常
31 ～ 59	腎機能低下
16 ～ 30	腎不全
15 以下	透析を考慮

正常域は60から120と考えて下さい。60を下回ると、腎機能を保護するための治療を意識します。薬の種類や量も調整が必要です。血圧の高くなる方が多くなり、積極的に降圧薬を使います。患者さんにはぜひ塩分制限を心がけていただきたい時期です（**表2**）。

加齢で下がるeGFRだが…

eGFRは加齢による低下を認めます。糖尿病や高血圧の管理が十分であったとしても、平均して1年に1程度のペースで低下していくといわれます。問題なのはこの低下ペースが速い場合です。過去に当院で腎機能が悪化している方の過去のeGFRの低下率を調べたところ、年あたり3を超えていました。仮にeGFRが75の方が年に1下がるなら10年後には65で正常範囲内ですが、年に3下がると腎機能低下のレベルに達します。eGFRは60を切ると腎機能低下あり、45、30のラインを下回るとさらに高度な腎障害と判定します。30を切ると人工透析などの導入が視野に入ってきます。糖尿病の治療薬の安全な使用量もeGFRの水準によって判断します。

　eGFRの低下を食い止めるためには、血糖、血圧のコントロールに加え、食事における減塩が有効と思われます。特に、先に述べたeGFRの低下スピードの速い方たちには、透析にならないために減塩を含め厳格な治療が必要で

図１　eGFR 低下速度モデル

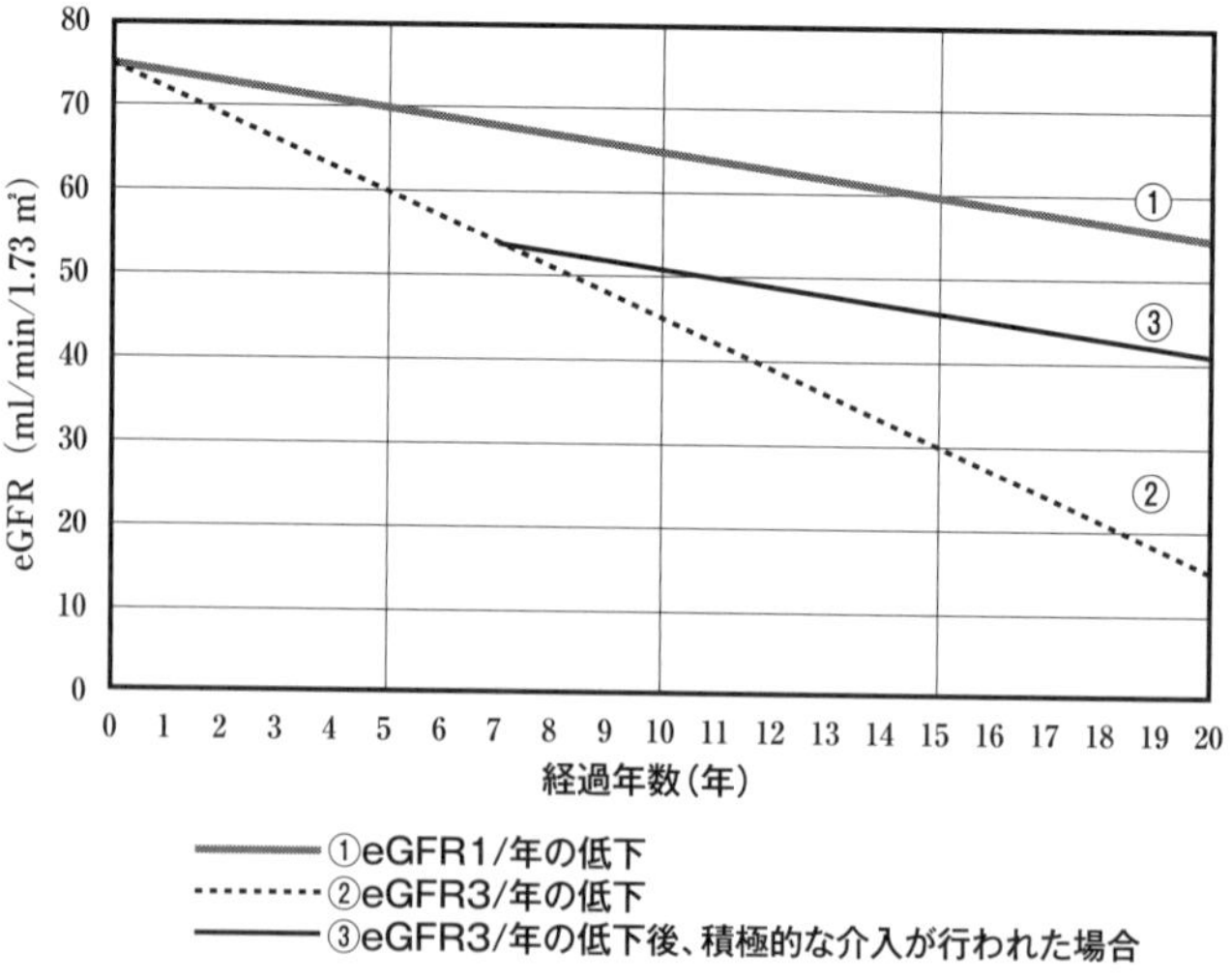

す。さらに最近は、SGLT2阻害薬を筆頭に、腎機能を保護する効果のある薬が使えるようになりました。実際、食事療法、薬物療法などの積極的な介入をすると、eGFRの低下率は**図1**の②から③のように鈍化するのです。eGFRの低下のペースを遅くすることがすなわちご自身の腎臓の寿命を延ばすといっても過言ではありません。このようにeGFRは糖尿病性腎症の進行度を示す重要な指標です。検査結果を見る時にeGFRの数値と年単位での経時的な動きに注目していただきたいと思います。

（医師　渡辺伸明）

Q2
血糖コントロールの良し悪しはどんな検査で分かりますか？

「知っ得」糖尿病の検査

自覚症状に乏しい糖尿病

健診などで「血糖値が高めです」と言われても、大抵は体調の変化がほとんどないため「急いで病院へ行くほどじゃない」と、そのまま放置される方も多いのではないでしょうか。でも、ちょっと待ってください。その「高めの血糖値」を、放っておくとどうなるのでしょう。血糖値が高い状態が長期間続くと、気付かぬうちに血管が傷むため、症状が出た時には合併症が進んだ状態になってしまいます。また糖尿病の合併症以外にも脳梗塞や心筋梗塞などさまざまな病気の引き金にもなりかねません。

なぜ検査が必要なの？

「なんで痛いのに毎回採血が必要なの?」

「検査のたびに合格発表みたいでドキドキするのよね」

「食べ過ぎたから数値が悪いのは分かってる。病院に来たくなかったわ」

なんて声をよく聞きます。採血は痛いし、検査の数値で自分の食事や生活をジャッジされるみたいで嫌なイメージがあるかもしれません。

糖尿病の治療は、合併症の予防や、進行しないようにすることです。そのためには、患者さんの身体の状態を知り、治療の匙加減をする必要があります。その手段として定期的な検査はとても重要なのです。

それだけではありません。患者さんご自身が、検査結果から自分の身体の状態を知り、毎日の食事や運動に役立てることが、良い血糖マネジメントの一番の近道になります。

そこで普段の生活に役立つ検査結果の見方についてお話しします。

糖尿病の診断や、状態を知るための代表的な検査

検査によって指標となる期間が違います（表1）。

表1　代表的な検査

①血糖値	採血をしたその時点の血液1dℓ中のブドウ糖の量（mg）
②尿糖	前回の排尿から採尿した時点までの数時間の尿中のブドウ糖の量
③グリコアルブミン（GA）	過去1～2週間の血糖値の平均を反映
④HbA1c（ヘモグロビンエーワンシー）	過去1～2カ月の血糖値の平均を反映

①血糖値

基準値：空腹時　70〜110mg／dℓ

食後　140mg／dℓ未満

70mg／dℓ未満は低血糖です。※血糖値は低すぎても危険です。

怖い血糖スパイク

食後の急激な血糖上昇は血管の内皮細胞を傷つけ、徐々に血管にダメージを与え動脈硬化を進めます。糖尿病特有の合併症以外にも、脳梗塞や心筋梗塞などのリスクも高くなります。この血糖スパイクを減らすことが重要です。

自分の血糖変動を知るには？

血液検査の日は、食事を抜いたり、減らしたりして検査を受ける方もいらっしゃいますが、食事をして血糖測定をすると、いろいろなメリットがあります。食事内容や食後の時間経過の違いで血糖値の上がりやすさや、どのくらい上がるのかが分かるようになり、普段の生活での血糖変動がイメージしやすくなり

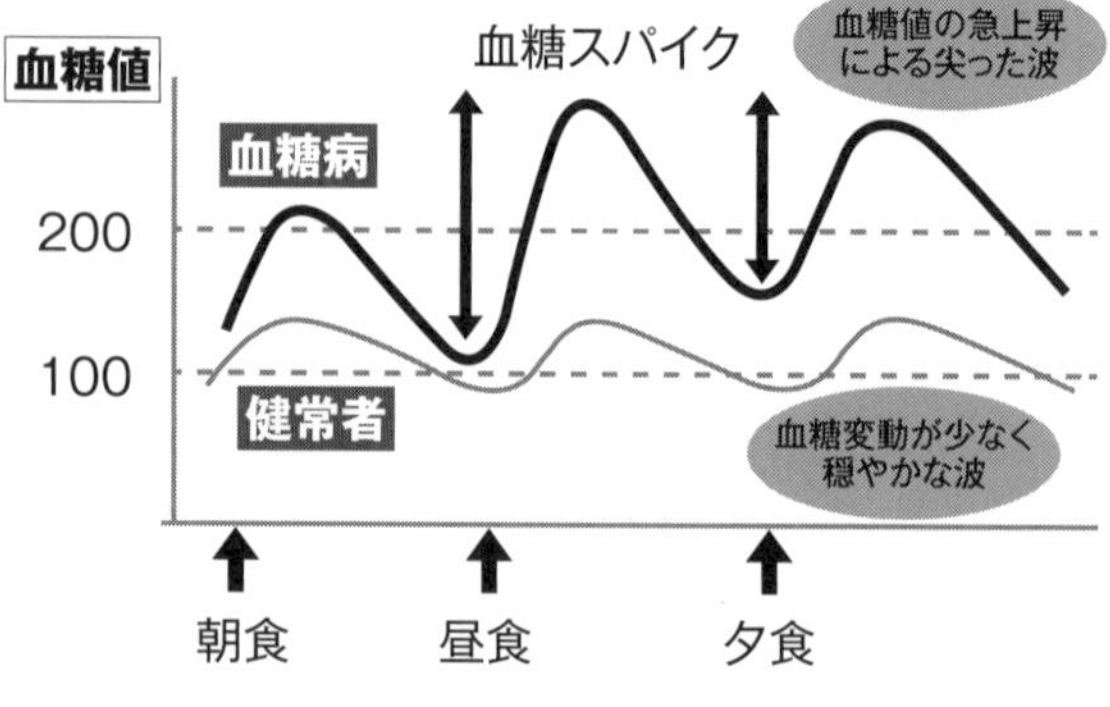

ます。

我慢や罪悪感を持ちながら食べるのはつらいですよね。果物だってスイーツだって食べてはいけないことはありません。外食だって大丈夫です。

どんな食べ物やイベントで血糖値がどのように変化するのか分かれば、血糖値の上がりにくいメニューを選んだり、食べる量を調節したり、運動したり、生活の中で自分にあった工夫ができます、そうすれば血糖スパイクも防ぐことができます。

血糖値は飲食以外にも、運動、体調、経口血糖降下薬やインスリン注射薬など、さまざまな要因で刻々と変わります。そのため治療の効果や、その影響で低血糖になっていないかの確認のために重要な検査です。

また、風邪をひいた時やほかの病気で体調が悪い時（シックデイ）は、いつもより血糖値が不安定です。食事がとれなくても血糖値がとても高くなったり、反対に低血糖になったりします。そんな時は薬やインスリン注射などの調節が

いつも違う時間で検査をうけてみると…

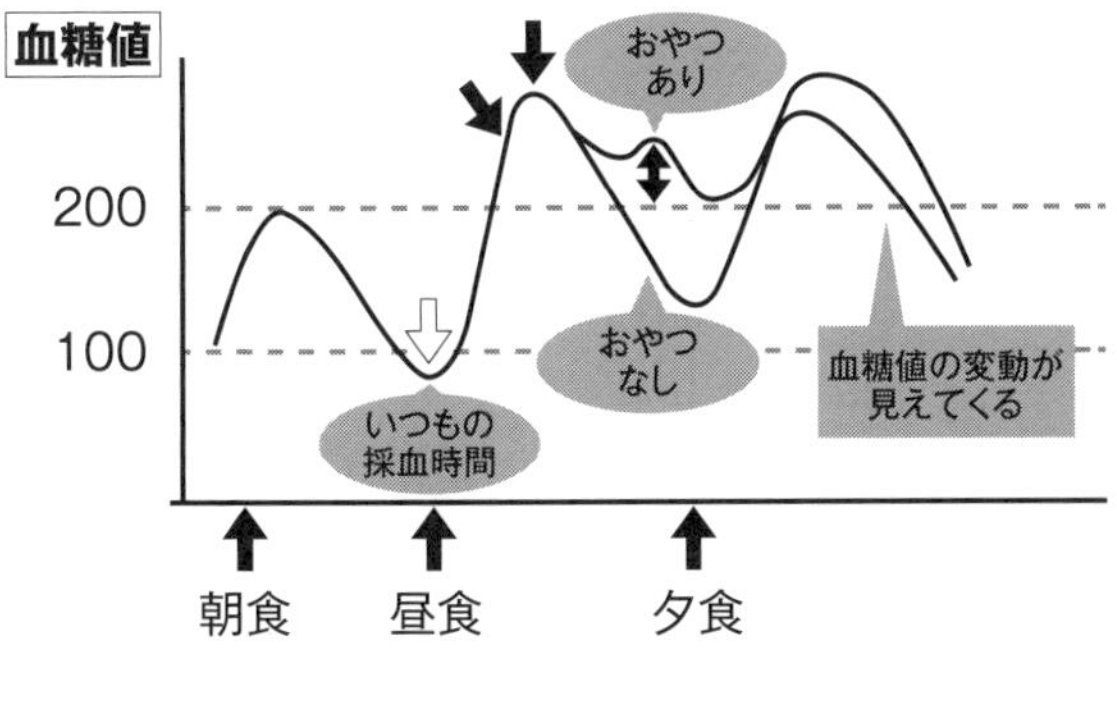

必要です。インスリン注射をしている人は、血糖自己測定器を用いて血糖値を測定して診察時に医師に伝えましょう。

その「異常なし」は、大丈夫？

健診は基本的に絶食で受けることがほとんどです。

空腹時の血糖値が正常範囲で「異常なし」と判定されても、もしかしたら食後の「かくれ高血糖」が潜んでいるかもしれません。

２型糖尿病の患者さんの多くは、初期の段階では空腹時血糖や血糖値の平均であるＨｂＡ１ｃはあまり高くありません。そのため、健診では見つけにくい「食後のかくれ高血糖」による血糖スパイクが潜んでいることがあります。

このため、糖尿病予備軍といわれる状態から血管障害が進んでいきます。

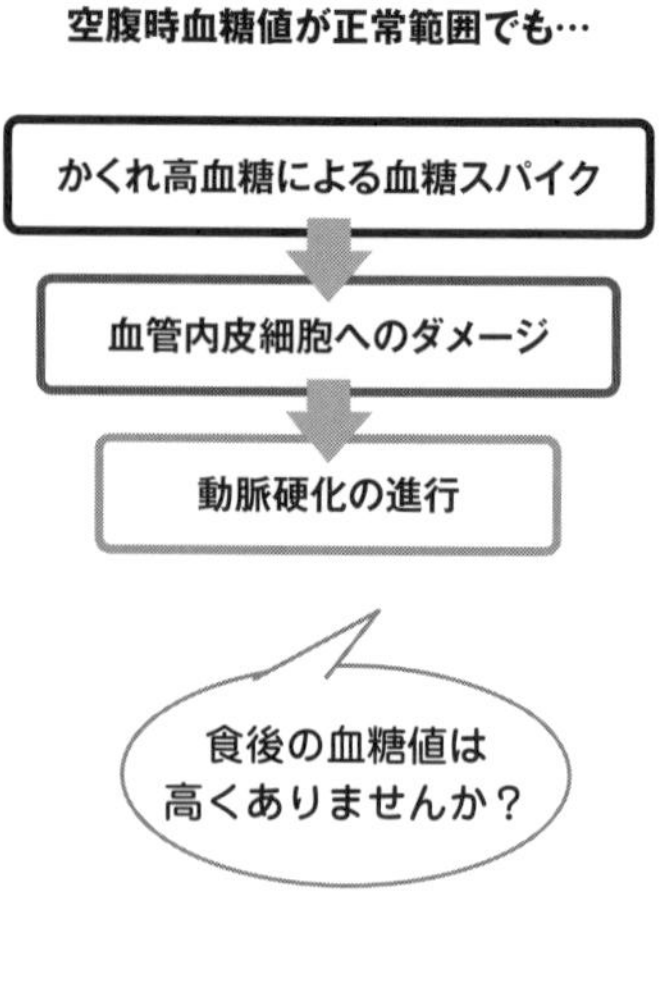

②尿糖

血液中のブドウ糖は腎臓で再吸収されますが、血糖値が高いと吸収しきれずに尿中に排泄されます。個人差がありますが血糖値が160～180㎎／dℓを超えると尿糖が陽性になります。

よく用いられる試験紙法では、（－）～（3＋）などと表記され、健常者は（－）です。

尿糖は数時間程度の血糖変動が把握できます。採血時に血糖値が正常範囲であっても、尿糖が陽性なら前回の排尿以降に高血糖状態があったことが分かるのでスクリーニング検査として有用です。

また、尿検査なので痛みも伴わず、安価で簡単なため、自宅での食後血糖の管理にも向いています。

SGLT2阻害薬という、尿糖の排泄を促進する薬を服用している人は薬の影響で陽性になります。

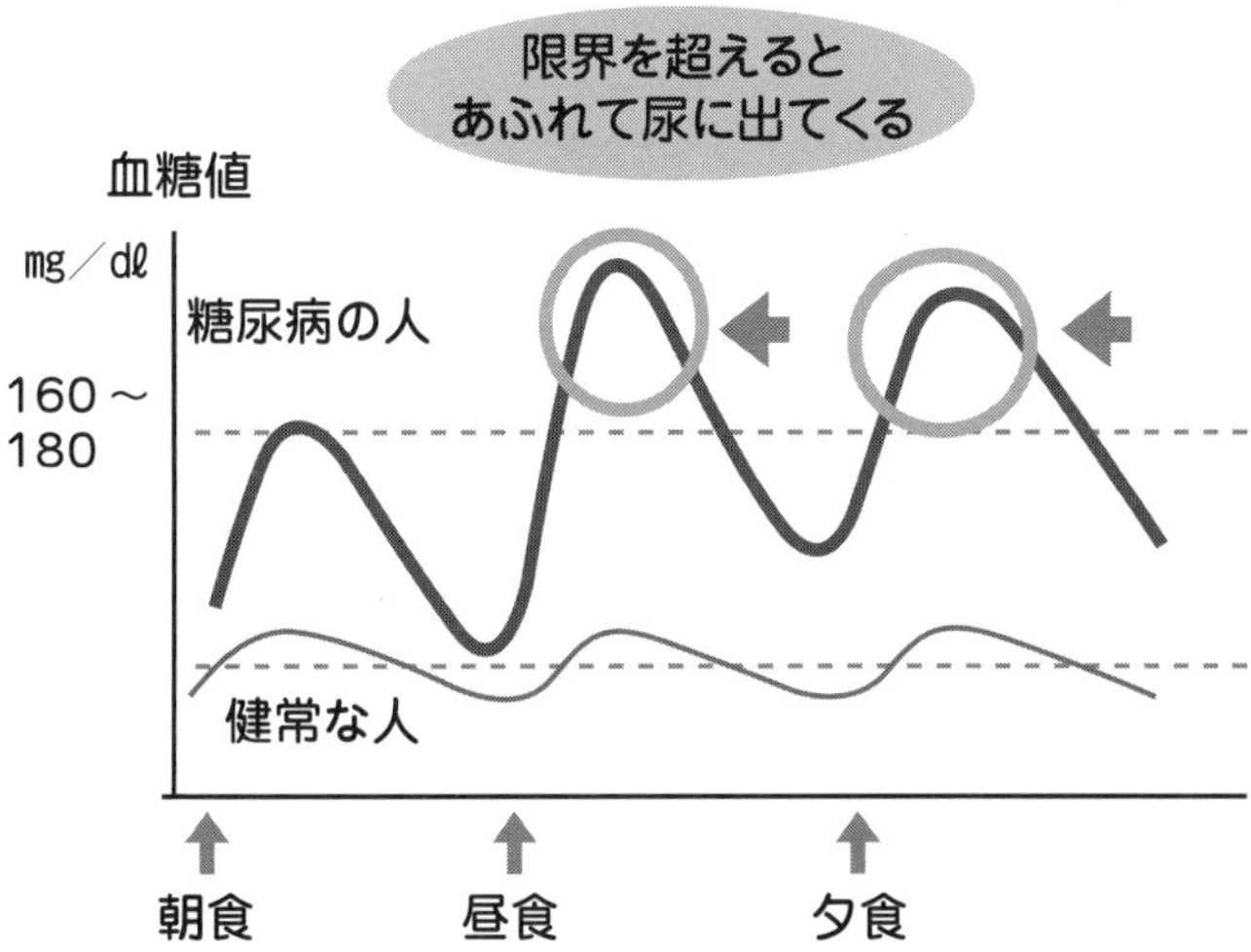

③グリコアルブミン（GA）

基準値：11～16％

血液中の血清アルブミンというタンパク質とブドウ糖が結合した割合をみています。アルブミンは半減期が約2週間なので過去1～2週間の血糖値の平均を反映します。後で説明するHbA1cよりも血糖変動が迅速に反映されるため、経口血糖降下薬やインスリン注射などの治療効果をいち早く知ることができます。

④HbA1c（ヘモグロビンエーワンシー）

基準値：4・6～6・2％

赤血球中のヘモグロビンというタンパク質とブドウ糖が結合した糖化ヘモグロビンの割合をみています。赤血球の寿命は約120日のため、現在から過去1～2か月間の血糖値の平均を反映します。

糖化された赤血球は古いものから順に主に脾臓で壊されます。そのため食事や生活の改善の成果がすぐ反映されない場合もあります。

HbA1cに影響する期間

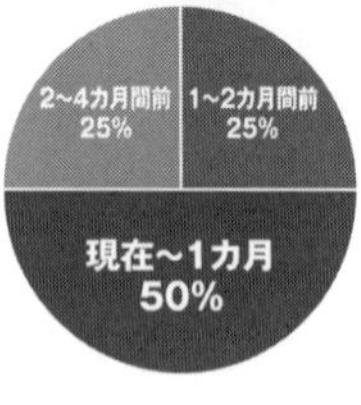

今のHbA1cの値は、
現在～1カ月前が約50%、

それ以前の1～2カ月・
1～4カ月間が
それぞれ約25%影響します。

治療の目標値

糖尿病の合併症予防のためのHbA1cの目標値は7・0%未満ですが、年齢や治療内容・低血糖の有無など個人に合わせて目標値が違います。

ご自身の目標値はどれくらいが適切か、主治医に尋ねてみるといいですね。

<table>
<tr><th></th><th colspan="3">コントロール目標値</th></tr>
<tr><td>目 標</td><td>血糖正常化を目指す際の目標</td><td>合併症予防のための目標</td><td>治療強化が困難な際の目標</td></tr>
<tr><td>HbA1c(%)</td><td>6.0未満</td><td>7.0未満</td><td>8.0未満</td></tr>
</table>

治療目標は年齢、罹病期間、臓器障害、低血糖の危険性、サポート体制などを考慮して個別に設定する。

日本糖尿病学会編・著『糖尿病治療ガイド』2016-2017　文光堂　2016

「高齢者糖尿病診療ガイドライン」より

<table>
<tr><th colspan="2"></th><th colspan="2">カテゴリーⅠ</th><th>カテゴリーⅡ</th><th>カテゴリーⅢ</th></tr>
<tr><td colspan="2">患者の特徴・健康状態</td><td colspan="2">①認知機能正常
かつ
②ADL自立</td><td>①軽度認知障害～軽度認知症
または
②手段的ADL低下、基本的ADL自立</td><td>①中等度以上の認知症
または
②基本的ADL低下
または
③多くの併存疾患や機能障害</td></tr>
<tr><td rowspan="2">重症低血糖が危惧される薬剤（インスリン製剤、SU薬、グリニド薬など）の使用</td><td>なし</td><td colspan="2">7.0%未満</td><td>7.0%未満</td><td>8.0%未満</td></tr>
<tr><td>あり</td><td>65歳以上75歳未満
7.5%未満
(下限6.5%)</td><td>75歳以上
8.0%未満
(下限7.0%)</td><td>8.0%未満
(下限7.0%)</td><td>8.5%未満
(下限7.5%)</td></tr>
</table>

②ADL自立
・基本的ADL（着衣、移動、入浴、トイレの使用など）
・手段的ADL（IADL:買い物、食事の準備、服薬管理、金銭管理など）

日本老年医学会・日本糖尿病学会・編著『高齢者糖尿病診療ガイドライン2017』南江堂　2017

GAやHbA1cが長期間の血糖変動を反映するしくみ

血糖値や尿糖は刻々と変化するため、長期間の血糖変動の状態は把握できません。ある程度の期間の血糖値の状態を知るための検査として「糖化タンパク質」であるGAやHbA1cを用います。

血糖スパイクや慢性的な高血糖の状態が続くと、エネルギーとして消費しきれずに余ったブドウ糖と、ヘモグロビンなどのタンパク質が結合した「糖化タンパク質」の割合が増えます。「糖化タンパク質」は結合が強く、処理されるまでの期間が長いので、長期の血糖変動を反映します。

「糖化タンパク質」（HbA1c）の落とし穴

HbA1cは日々の血糖値の平均を表していますが、同じ数値でも、日々の血糖変動が大きいほうが、血管のダメージは大きくなります。

HbA1cの数値だけでよしとせず、日々の血糖値の変動を少なくすることが大切です。

どの検査が優れているというのではなく、組み合わせることで質の高い血糖マネジメントを目指します。

血管のなかでは…

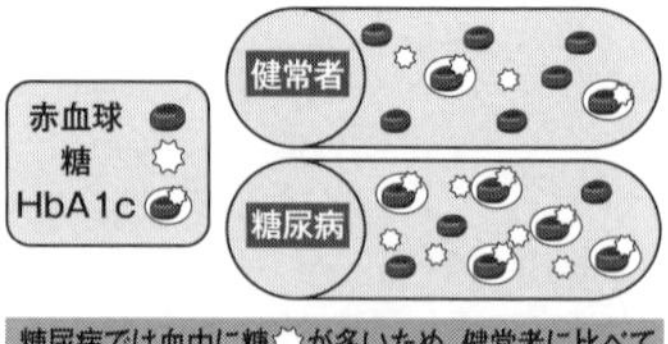

糖尿病では血中に糖が多いため、健常者に比べて赤血球とくっついたHbA1cの割合が多くなります

同じHbA1cの値でも…

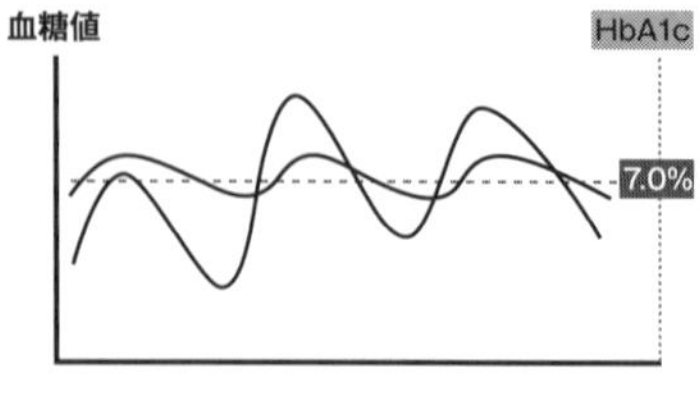

糖尿病は今の医療では完治が難しい病気ですが、良い血糖マネジメントを維持することで健常者と変わらない生活を送ることができます。体調に表れにくい病気だからこそ、検査の数値が良くなっても、治療中断をせず継続する必要があります。
検査を積極的に活用して、自分に合った血糖マネジメントを目指しましょう。

（臨床検査技師　中嶋正子）

Q3 三大合併症は、どこに起きますか？

血管が傷ついて発症する病気

三大合併症とは

血糖値が高いと言われて何も症状はないけど…よく耳にします。糖尿病と診断を受けても、どんな症状がでるのかわからない方は多いと思います。

糖尿病は血管を傷つけ多くの合併症を発症する病気です。血糖値が高くなるのはインスリンの作用不足によりブドウ糖が細胞に取り込まれず、血液中に多く残ってしまうからです。そして血液中に多く含まれたブドウ糖は少しずつ身体中の血管を傷つけていきます。それは細い糸のような血管から始まり、何年もかけて心臓や脳に向かう大きな血管へと進行していきます。

血管が傷つくことでその先の臓器の働きが悪くなり、そこで初めて糖尿病の症状を自覚するのです。何も症状出ていないからと放置している間に、少しずつ血管は傷つき、合併症は進行しています。

ではダメージを受けやすい細い血管とはどこなのでしょう。それは神経、眼、腎臓へつながる毛細血管です。このように毛細血管に障害が出るのは糖尿病に特有で、糖尿病細小血管障害と呼ばれています。それぞれを神経障害、網膜症、腎症と呼び「糖尿病三大合併症」といわれています。

糖尿病の罹病期間が長くなるにつれて発症する人は多くなり、厚生労働省2017年度研究報告書によると糖尿病網膜症は中途失明の原因疾患第3位、日本透析医学会統計調査によると、2021年末時点で糖尿病腎症は透析導入の原因疾患第1位です(1)。

ではそれぞれの合併症についてみていきましょう。

①糖尿病神経障害

血糖値が高いことで全身の神経が傷ついていく合併症です。神経周囲の血管が傷つくだけでなく神経そのものの働きを悪くすることで、身体のあちこちにさまざまな症状を引き起こします。その中でも身体の先の方まで伸びている末梢神経は、比較的初期に障害が起こるといわれています。

末梢神経障害には手足の感覚や運動をつかさどる神経に起こる「感

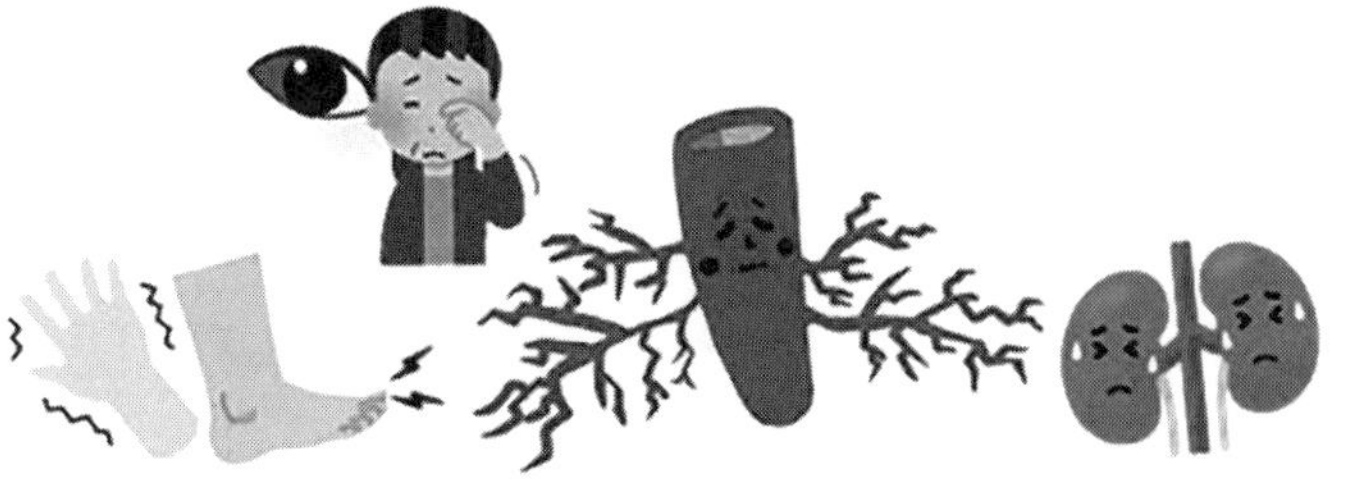

覚運動障害」、心臓や胃腸の働きを整え、血圧や体温調節をつかさどる神経に起こる「自律神経障害」、顔面麻痺や眼瞼下垂など単一の神経に突然出現する「単神経障害」があります。

早期には足先、足裏の感覚障害が起こりやすく、チクチクジンジンする痛みやしびれ、足裏の違和感など両側性にさまざまな症状が起こります。

診断にはこのような神経症状の聞き取りと共に、圧触覚や振動覚などの感覚検査やアキレス腱の反射検査を行い総合的に判断します。また足の神経に電気刺激を与え神経に反応が伝わる速さと大きさを測定する神経伝導速度検査は、数値で結果が表示されるため客観的評価に有効です。

進行を防ぐには自分の足の状態を知ることが大切です。いつの間にか痛みや熱さを感じなくなる恐れもあるので、毎日足を観察し、傷や汚れ感染がないかを確認しましょう。

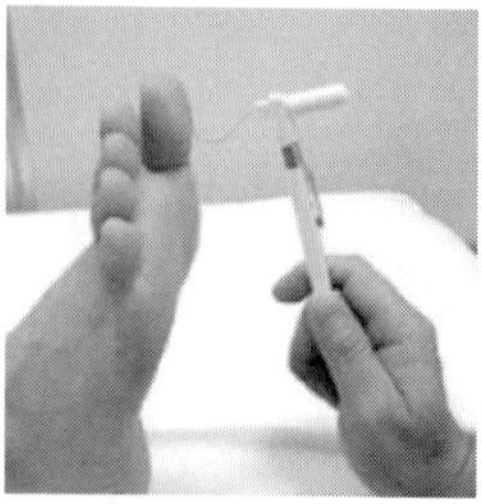
圧触覚

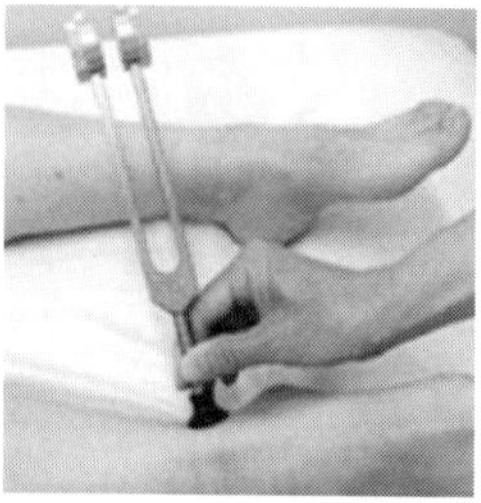
振動覚

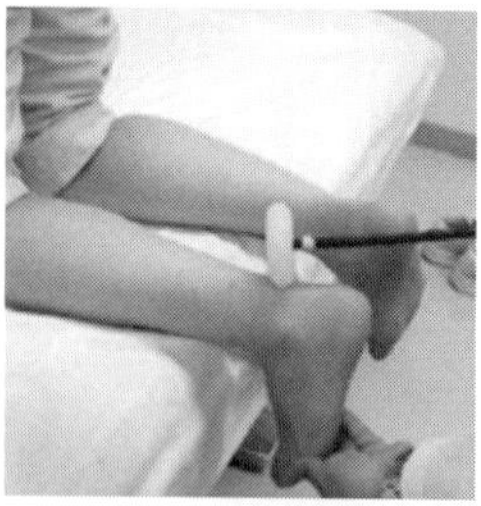
アキレス腱反射

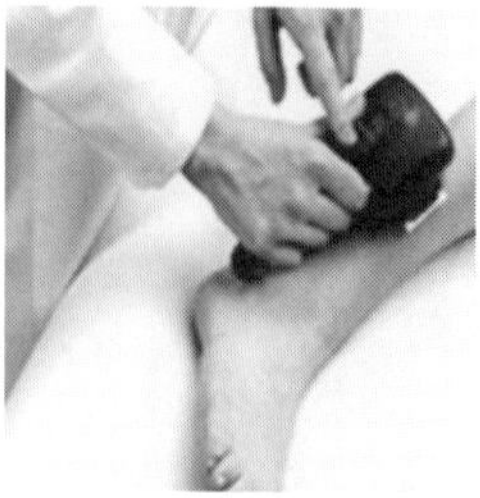
神経伝導速度(2)

②糖尿病網膜症

糖が多く固まりやすい状態の血液は、眼の網膜にある毛細血管を詰まらせ、血管の壁に負荷をかけて出血や網膜剥離を起こします。そのため血液の流れが悪くなり、網膜に酸素や栄養素が不足し視覚障害を起こすのです。

診断には眼科で眼底検査を受けましょう。糖尿病網膜症の進行は初期の「単純網膜症」、中期の「増殖前網膜症」、後期の「増殖性網膜症」の3期に分類されます。

初期では自覚症状はみられませんが、小さな出血（点状出血）など眼の中で少しずつ異常が現れていきます。中期には血管の詰まりが起き始め、神経のむくみ（軟性白斑）が生じ、視界にかすみなどを感じることがあります。後期になると網膜前出血、硝子体出血など大きな

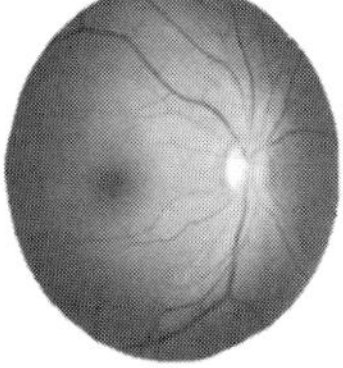

正常

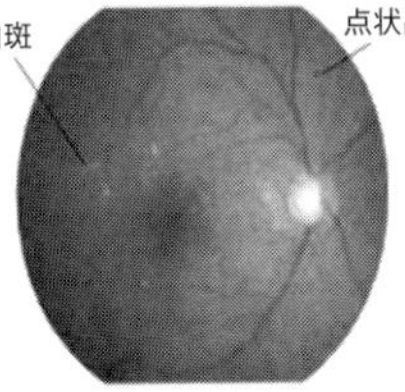

単純網膜症

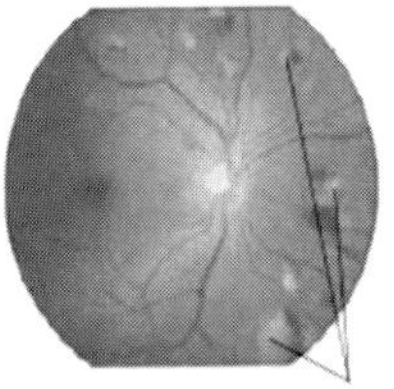

増殖前網膜症

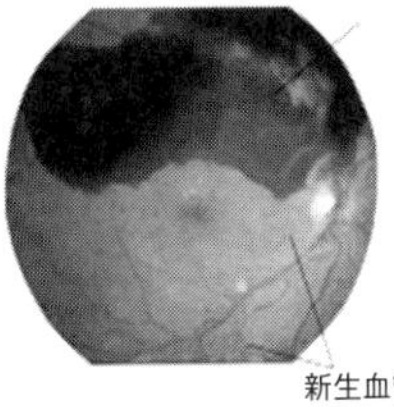

増殖性網膜症[3]

出血が起き、網膜剥離の恐れがあります。

　中期からの治療には、光凝固療法というレーザー光線により出血しやすい血管を固め進行を抑える治療が行われます。硝子体出血や網膜剥離には硝子体手術が有効ですが、血糖マネジメント不良や、適切な時期に光凝固療法を受けていないと十分な効果が得られないこともあります。初期からの眼科での定期検査や治療がとても大切です。症状がなくても年に1度は眼科で眼底撮影を行い網膜症の進行を確認しましょう。

③糖尿病性腎症

　腎臓の働きの1つに、身体に必要なものと不要なものを分別し排泄する役割があります。腎臓には糸球体という老廃物をろ過する毛細血管の束があり、高血糖の状態が続くと、この毛細血管が詰まり糸球体の働きが低下します。すると身体に必要なタンパク質などもろ過され、尿にタンパクが出るようになります。さらに進行すると糸球体そのものがうまく働けなくなり、身体に老

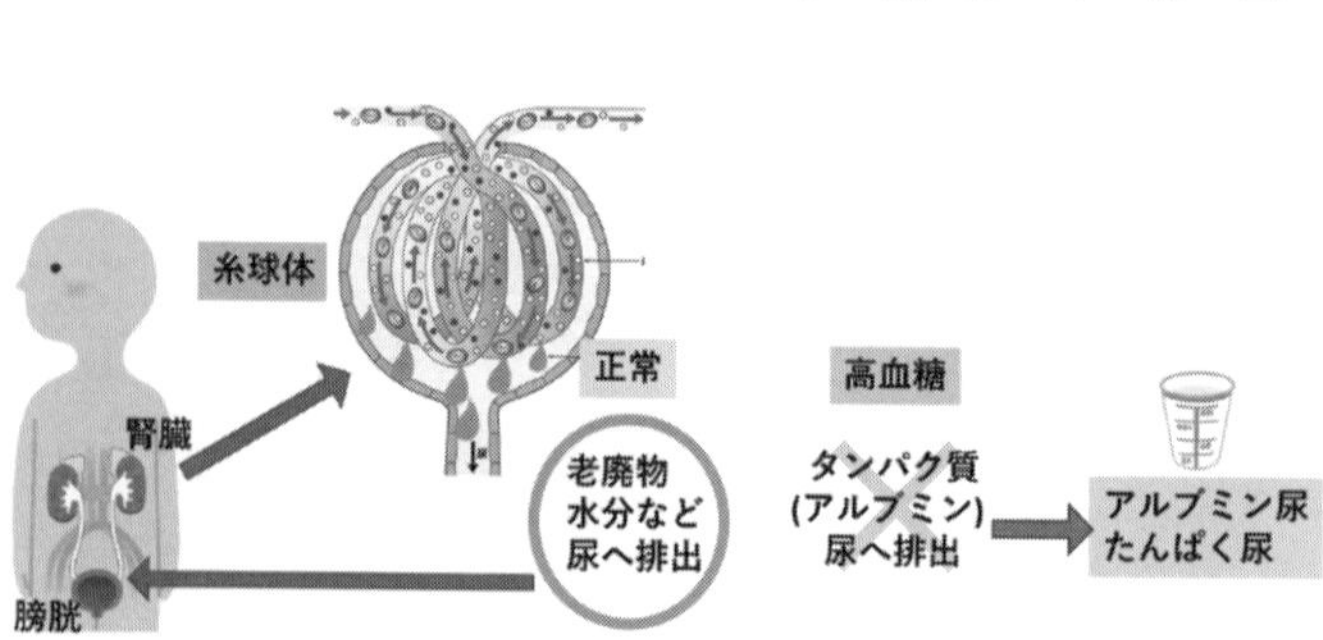

廃物や水分がたまり透析療法が必要となります。

腎症の進行は尿検査と血液検査により第1期から第5期に分類されています。尿検査では「微量アルブミン」というわずかな量のタンパク質を測定します。尿中の微量アルブミンが多いほど腎症は進行しています。

血液検査では「GFR（糸球体ろ過量）」を検査します。GFRは糸球体が老廃物を尿へ排泄する能力を示しており、値が低いほど腎臓の働きが悪いということになります。GFRを調べる簡易的な方法には、血液中のクレアチニン（タンパク質の老廃物）を測定し年齢や性別で換算したeGFR（推定糸球体ろ過量）が用いら

◆表　糖尿病腎症病期分類とCKD重症度との関係 (4)

<table>
<tr><th colspan="2">原疾患</th><th>蛋白尿区分</th><th>A1</th><th>A2</th><th>A3</th></tr>
<tr><td colspan="2" rowspan="2">糖尿病</td><td rowspan="2">尿アルブミン定量
(mg/日)
尿アルブミン/Cr比
(mg/gCr)</td><td>正常</td><td>微量アルブミン尿</td><td>顕性アルブミン尿</td></tr>
<tr><td>30未満</td><td>30～299</td><td>300以上</td></tr>
<tr><td colspan="2" rowspan="2">高血圧・腎炎多発性嚢胞腎腎移植・不明その他</td><td rowspan="2">尿蛋白定量
(g/日)
尿蛋白/Cr比
(g/gCr)</td><td>正常
(－)</td><td>軽度蛋白尿
(±)</td><td>高度蛋白尿
(＋～)</td></tr>
<tr><td>0.15未満</td><td>0.15～0.49</td><td>0.50以上</td></tr>
<tr><td rowspan="7">GFR区分
(mL/分
/1.73㎡)</td><td>G1</td><td>≧90</td><td colspan="3" rowspan="2">糖尿病性腎症病気分類</td></tr>
<tr><td>G2</td><td>60～89</td></tr>
<tr><td>G3a</td><td>45～59</td><td rowspan="2">第1期
(腎症前期)</td><td rowspan="2">第2期
(早期腎症期)</td><td rowspan="2">第3期
(顕性腎症期)</td></tr>
<tr><td>G3b</td><td>30～44</td></tr>
<tr><td>G4</td><td>15～29</td><td colspan="3" rowspan="2">第4期(腎不全期)</td></tr>
<tr><td>G5</td><td><15</td></tr>
<tr><td colspan="2">(透析療法中)</td><td colspan="3">第5期(透析療法期)</td></tr>
</table>

「CKD診療ガイド2018」「糖尿病性腎症合同委員会報告」より一部改編

れます。

糖尿病性腎症の病期分類では、尿アルブミン／Ｃｒ比30～299㎎／ｇＣｒが続くと、腎症が進行し始めた第2期（早期腎症期）、300㎎／ｇＣｒ以上あるいはタンパク尿が持続してくると第3期（顕性腎症期）に分類されます。第1期～2期では自覚症状は特にありませんが、第3期になると浮腫や息切れ、食欲不振などの症状がみられるようになります。尿中アルブミン値にかかわらずeＧＦＲが30（ｍＬ／分 1・73㎡）未満になると第4期（腎不全期）に分類され、第3期の症状が悪化し、さらに貧血や腎性高血圧、尿毒症なども進行します。第5期は透析療法中の状態です。

最近尿アルブミン／Ｃｒ比が正常にもかかわらず、ＧＦＲが低下している症例も増えています。そのような症例は糖尿病性腎症を含む糖尿病性腎臓病（ＤＫＤ）に位置づけられ、eＧＦＲの定期的な経過観察が必要と考えられます。

糖尿病性腎症の進行予防には肥満改善や禁煙とともにしっかりとした血糖、血圧、脂質の管理が大切とされています。またタンパク質摂取量、塩分摂取量についても基準が定められていて、早期から取り組むことで改善も期待できます。

糖尿病の合併症を早期に発見するには、定期的な検査の実施と自覚症状についての知識が必要です。ご自分の身体にアンテナをはり、いつもと違う異常を見逃さないようにしましょう。

進行させないためには血糖マネジメントＨｂＡ1ｃ７・０％未満を目標に、治療を中断せず継続することがとても大切です。

（臨床検査技師　小西幸子）

参考

（１）花房規男ほか「わが国の慢性透析療法の現況（２０２１年12月31日現在）」『透析会誌』55（12）：６６５-７２３、２０２２

（２）出口尚寿・西尾善彦「糖尿病性末梢神経障害」『日本内科学会雑誌』１０８（８）：１５４１-１５４２、２０１９

フクダコーリン ホームページ　https://colin.fukuda.co.jp/　参照

（３）日本糖尿病眼学会 ホームページ　https://www.jsod.jp/　参照

（４）日本糖尿病学会：糖尿病性腎症合同委員会報告：糖尿病性腎症病期分類２０１４の策定（糖尿病性腎症病期病類改定）について『糖尿病57（７）』：５２９-５３４，２０１４

日本糖尿病学会編・著『糖尿病治療ガイド２０２０-２０２１』文光堂、p85、２０２０改変

Q4

動脈硬化が進むとどうなりますか？

合併症は、し・め・じ　だけではない！

糖尿病で血糖が高くても、身体に痛みも辛い症状もほとんどありません。放っておいていいのでは？いえいえ、高血糖が持続することで血管にダメージをあたえて、起こってくるのが合併症です。糖尿病の治療は合併症を防ぐことが一番の目的です。

動脈硬化症に注意

合併症には、①細小血管症、②大血管症があります。

①細小血管症は、糖尿病3大合併症といわれる「し・め・じ」（神経障害・目〈網膜症〉・腎症）

②大血管症は、糖尿病に伴う動脈硬化症で、狭心症や心筋梗塞、脳梗塞、末梢動脈疾患（PAD）などを含んでいます。糖尿病に特有ではありませんが、非糖尿病に比べて2～4倍、発症リスクが高いといわれています（1）。

ここでは、②の大血管症について詳しく説明しましょう。

心筋梗塞や脳梗塞はよく聞きますが、「末梢動脈疾患（ＰＡＤ）」って何？ っていう方もいますよね？

「歩くとふくらはぎが痛い、でも休むと治る」「足先が蒼白や紫色で、足を上げ下げすると色が変わり、しびれを伴うこともある」などの症状のある方は末梢動脈疾患（ＰＡＤ）かもしれません。歩行に障害が出たり、最悪の場合は足が壊死してしまうこともあります。動脈硬化によって、下半身に血液が行き届かなくなることが原因です。

「動脈硬化」ってよく聞くと思います。健康で若い血管は、弾力があり、ゴムのようにしなやかです。しかし、血管も老化し、硬くもろい状態に変わっていきます。加齢以外にも、血液中で増えすぎた悪玉コレステロール（ＬＤＬコレステロール）が原因でも血管は硬くもろくなっていきます。

動脈硬化の進展

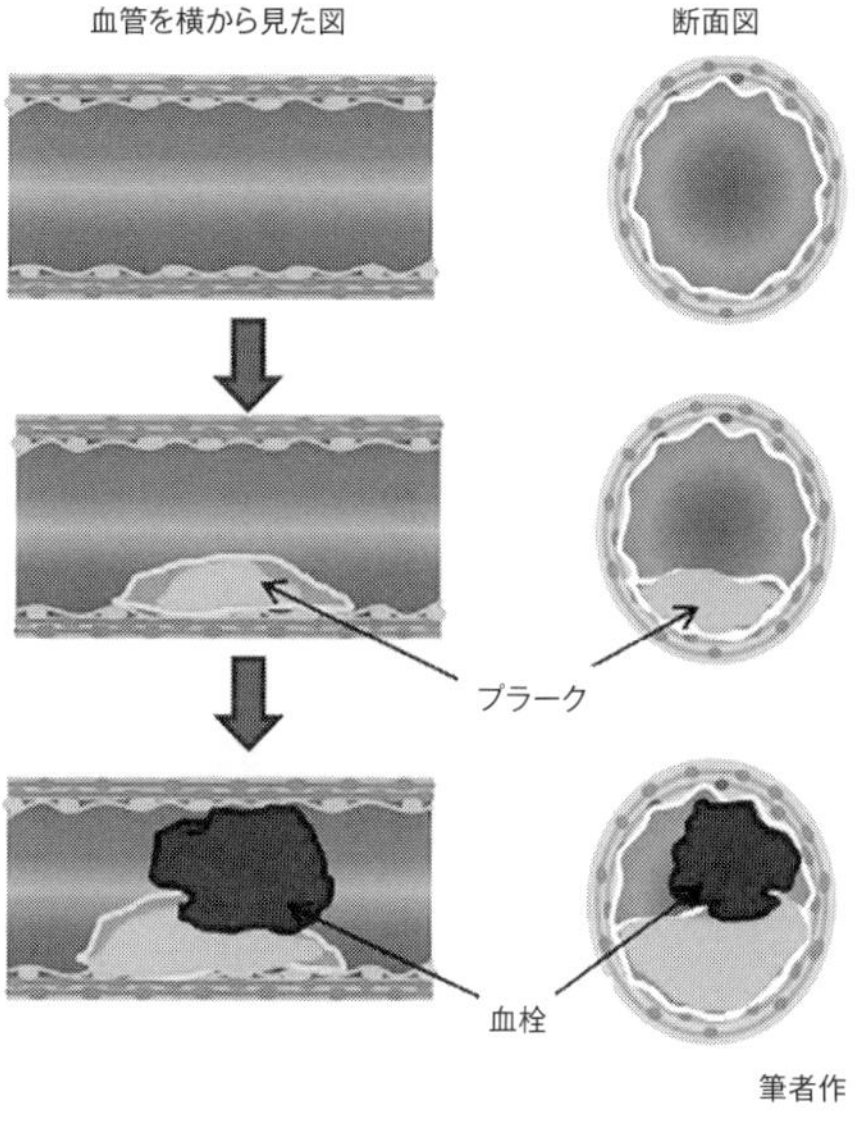

筆者作

過剰な悪玉コレステロールが、血管の内壁に入り込み、貯まっていくと血管の内壁がどんどん分厚くなります。放っておくと、プラークという塊ができるなど、血管の内側が狭くなり、血液が流れにくくなります。このプラークが何らかの刺激で破れると、血小板でその傷が修復されます。これが血栓と呼ばれるものです。血流が完全に妨げられると、その先の組織に酸素や栄養が行き届かなくなります。動脈硬化は全身の動脈で起こり、心臓の冠動脈に起こると心筋梗塞に、脳の血管に起こると脳梗塞といった重篤な病気につながることがあります。

糖尿病があると動脈硬化はさらに進みやすくなります。血糖値が高い状態では、血管が動脈硬化を防ごうとする働きが弱くなります。また、悪玉コレステロールが糖により酸化されることで、より血管の内壁に取り込まれやすくなります。

動脈硬化は、無症状で進行します。また糖尿病における心筋梗塞や狭心症は、典型的な胸痛や絞め付けられるような感覚などの症状が乏しいことが多いので、要注意です。そのため、糖尿病に加え、脂質異常症、高血圧症の合併あるいは喫煙などリスクの高い方は定期的な検査が必要なのです。

血管の動脈硬化の程度を調べる検査 ⑵

1）頸動脈超音波検査

頸動脈は、全身の血管の中でも動脈硬化の起こりやすい場所です。動脈硬化が進んで、血管内壁が厚くなったり、プラークが出来たりしていないか、画像にして観察します。超音波検査は、痛みがなく簡便かつ安全に行える検査です。

基準値	血管内壁の厚み（内中膜厚 intima-media thickness:IMT）：1．1㎜未満

2）CAVI検査

CAVIとは心臓（Cardio）から足首（Ankle）までの動脈（Vascular）の硬さを反映する指標（Index）の略で、普段の血圧に関係なく、心臓から足首までの動脈の硬さを数値で評価することができます。

検査をするときは、ベッドに仰向けに寝てもらい、両腕、両足首にカフ（血圧測定の時に腕にまく帯）を、胸元に心音マイクをつけ、血圧と脈波を測定します。時間は5分程度で、血圧測定と同じような簡便な検査です。

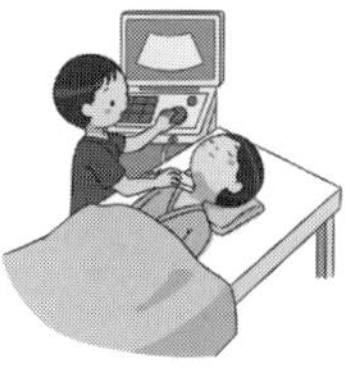

CAVI：9．0以上	動脈硬化が疑われる。値が高いほど重症です。

3）ABI検査

下肢の動脈の詰まり具合をみる検査です。CAVIと同時に測定できま

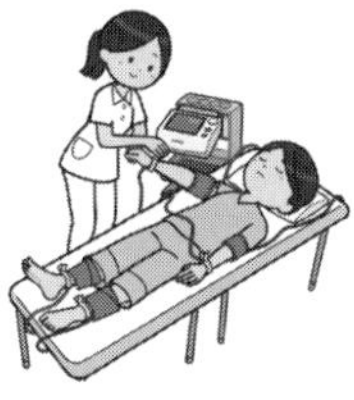

す。ＡＢＩとは、足首（Ankle）と上腕（Brachial）の血圧比の指標（Index）の略で、動脈の狭さの程度がわかります。健康な人では、上腕と足首の血圧が同じくらいか、足首が少し高い値です。しかし、下肢の動脈が詰まっていると血液の流れが悪くなり、上腕に比べて足首の血圧が低くなります。そのため、血圧の比で足の動脈が詰まっているかどうかどうか判断できます。

ABI：0・9以下	下肢の動脈の詰まりが疑われる。値が低いほど重症です。

4）CT（Computed Tomography：コンピュータ断層撮影）

身体の周囲からＸ線を照射して、体内の吸収率の違いをコンピュータで処理し、身体の断面を画像化する検査です。身体の詳細な情報を得ることができます。

ＣＴでは放射線を用いるため、検査により被ばくを受けます。よって、他の検査で疑わしい所見があった場合に、ＣＴが行われます。狭心症が疑われるとともに、心臓をとりまく冠動脈の精査として、ＣＴはとても役立ちます。

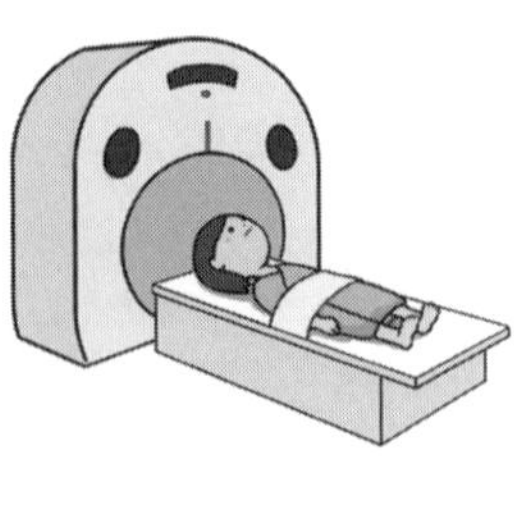

大血管症を予防するために

心筋梗塞や脳梗塞など大血管症は、生命に関わったり、後遺症が残って、以前のような生活を送れなくなることもある怖い病気です。

予防するためには、以下のコントロール(3)が大事です。

Ⓐ血糖

合併症予防目標値：(65歳未満) HbA1c 7.0%未満
(65歳以上) 年齢、治療方法、認知機能などにより異なります。

血糖の変動は少ない(食後血糖を抑える)方が、血管へのダメージが少なく、大血管症の予防になるといわれています。

Ⓑ血圧

目標値：130/80㎜Hg未満
前期高齢者：140/90㎜Hg未満、後期高齢者：150/90㎜Hg未満
(個別に判断して130/80㎜Hgの場合もある)

Ⓒ脂質

目標値：LDLコレステロール：120㎎/dℓ未満(心筋梗塞などある場合は除く)
中性脂肪：150㎎/dℓ未満(早朝空腹時)
HDLコレステロール：40㎎/dℓ以上

Ⓓ体重

目標体重（kg）＝［身長（m）の２乗］×22〜25（目標ＢＭＩ）
＊目標ＢＭＩは年齢や合併症に応じて異なります。
ＢＭＩ＝体重（kg）／［身長（m）の２乗］

Ⓔ禁煙

喫煙は、心筋梗塞の発症および死亡リスクを増加させ、喫煙の本数が増えるほど、リスクが高くなる傾向があります。しかし、禁煙すると、徐々に動脈硬化が原因である心筋梗塞で死亡するリスクが減ってきます(4)。頸動脈エコーの検査結果を用いて説明することで、患者さんへの啓発となり、禁煙につながりやすいです(5)。

血糖、血圧、脂質の目標は年齢や病状によってゆるめる場合もあります。こんなたくさんの項目に注意しないといけないのか!!と思われるかもしれませんが、Ⓐから Ⓓは「適切な運動」「バランスのよい食事」で改善します。Ⓑの血圧には塩分制限があります。必要に応じてそれぞれ薬物治療も加わります。

意識して運動をしたり、食事に気をつけることで、血糖のみならず血圧や脂質、体重も改善していくのです。なんだかお得な感じがしませんか？　糖尿病の合併症のリスクを減らすためには、これら食事療法、運動療法、薬物療法を継続していくことが、とても重要なのです。

とはいえ、「何を食べるか」「どんな運動をするか」など、日々の楽しみであり、とても大切な部分です。皆さんそれぞれに、継続しやすい方法を一緒に見つけていきましょう。

（臨床検査技師　山口由以子）

参考文献

（1）日本糖尿病学会編・著「糖尿病合併症とその対策」『糖尿病治療ガイド２０２０-２０２１』文光堂　２０２０　88-90
（2）『動脈硬化性疾患予防ガイドライン２０２２年版　第１章』動脈硬化の臨床診断　1-3
（3）日本糖尿病学会編・著「治療」『糖尿病治療ガイド２０２０-２０２１』文光堂　２０２０　33-34
（4）厚生労働省「喫煙と健康」『喫煙と健康影響に関する検討会報告書』保険同人社　２００２
（5）渡辺内科クリニック 小西ら「頸動脈エコーと喫煙の関連」第47回日本糖尿病学会 近畿地方会　２０１０・11

Q5 もっと詳しく血糖コントロールを知るためには?

質の良い血糖コントロールって

「糖尿病は血糖コントロールが大事ですよ!」

糖尿病患者さんは、よくこの言葉を聞きませんか?

さて、この「血糖コントロール」とはなんでしょう。私たちのクリニックでは、診察前に採血をして血糖値を測定します。患者さんは、測定結果を見てほっとしたり、思ったより悪くてドキッとしたり。

「しまった、食事してきてしまったから血糖値高いわ」と焦る患者さんもいらっしゃいますが、「大丈夫、食後の血糖値を知ることも大切ですよ」とお伝えしています。

なぜなら血糖値は食事時間や内容で変化するので、空腹時に正常値でも食後に高血糖になることが多々あるのです。

また食事以外にも運動、ストレスなど色々な影響で血糖値は常に変動しています。

健康な人はインスリンというホルモンが吸収された糖を適切に処理して、過度な血糖上昇は起きませんが、糖尿病ではこのインスリンの機能が弱くなったり量が少なくなるために血糖値が高いままになってしまいます。

そしてこの高血糖の状態が続くと、徐々に血管がダメージを受け、さまざまな合併症を発症します。

「血糖をコントロールする」とは、高血糖にならないよう血糖値を適切な範囲内に維持することです。

質の良い血糖コントロールを

また血糖値の他に、ＨｂＡ1c値という1～2カ月の血糖値の平均を表す値があります。これは血糖値とは異なり食事などに影響されないため血糖コントロールの指標に使われ、年齢、薬の種類などによって目標になる値が決まっています。

この目標値に近づけることが大切なのですが、1日の血糖値変動の幅を少なくすることも、より質の良いコントロールをするためにはとても大切です。

例えば、空腹時は血糖値が正常だが食後に高血糖になる

※同じHbA1c値でも…

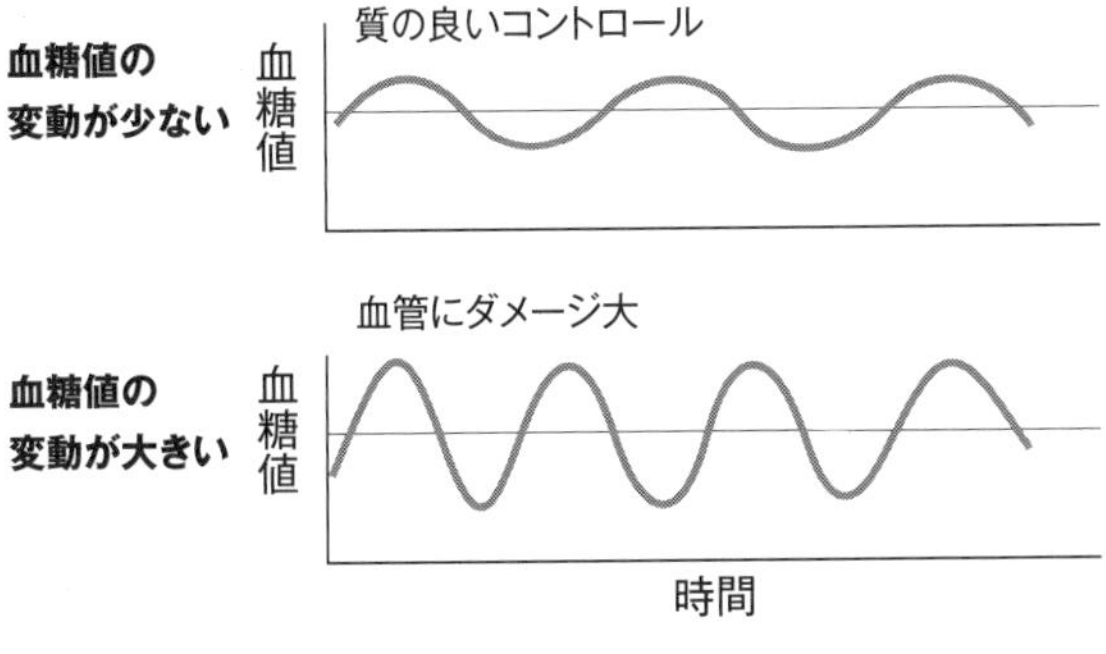

人と、食事による血糖値の変動が少ない人では、仮にHbA1cが同じような値でも、血糖値の変動が大きい方が血管に対するダメージは大きいといわれています。

つまり、なぜ「血糖コントロールが大事」かというと、血糖値を適切な範囲内に維持し、かつ変動を少なくして個々が目標とするHbA1c値を目指すことが合併症発症の予防または悪化予防になるからなのです。

自分の血糖変動を知ろう

「がんばってるつもりなのにHbA1cが下がれへんわ、ショック〜」

「薬ちゃんと飲んでるのになあ、なんでやろ」

「血糖値って自分では分からんやん、やる気なくすわ」

などと、内心思っている患者さんも多いのではないでしょうか。

血糖コントロールをよくする方法には、運動療法、食事療法、薬物療法がありますが、血糖値がどんな時に上がってどんな時に下がっているのか、その変動を知り、血糖値が良かった場合は「なぜ良かったんだろう」悪かった場合は「何が原因なんだろう」と生活習慣を振り返って考えることも大切です。

ではどのようにすれば自分の血糖値の変動が分かるのでしょうか。

血糖値を自分で測定するには、①ＳＭＢＧ ②・ｉｓＣＧＭという代表的な2つの方法があります。

①SMBG（self-monitoring of blood glucose）

ＳＭＢＧとは血糖自己測定のことです。

専用の器具で指先や手掌から少量の血を出し、簡易測定器を用いて患者さん自身が血糖値を測定します。インスリン療法やＧＬＰ1受容体作動薬を使った薬物療法を行っている患者さん、1型糖尿病の患者さんなどは保険適用になります。

＊メリット

・いつでも簡単に血糖値の測定ができます。
・インスリン治療などの効果の確認ができ、主治医と次の治療に活かせます。
・低血糖かどうかを早めに確認することで、重篤になる前に対処することができます。

＊デメリット＆注意点

・測定時に消毒の煩わしさや、針で刺す痛みがあります。
・果物の汁などが指先についていると大きく測定値に影響がでます。
・血糖測定の結果に一喜一憂して神経質になってしまわないよう注意も必要です。

②isCGM（intermittently scanned Continuous Glucose Monitoring）（商品名：リブレ）

isCGMは、上腕につけた小型のセンサーにより連続してグルコース値を測定する方法です（47～50ページ参照）。血糖は血液中のグルコース（ブドウ糖）のことで、この血液中のグルコースが組織の間質液に染み出したものをisCGMでは測定します（以下、グルコース値）。インスリン療法を行っている患者さんでは保険適用になります。

＊メリット

・SMBGのような測定時の痛みがありません。

・センサーに読み取り機をかざすことで、すぐにグルコース値が分かります。

・最長14日間連続してグルコース値を記録、グラフで示すことができ、治療にも活かせます。

SMBGの測定方法

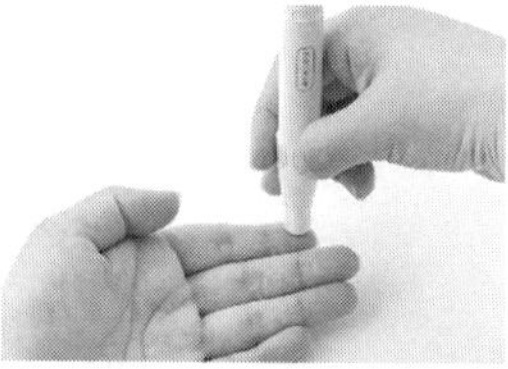

①指先を消毒し、専用の器具で指から少量の血を出す。

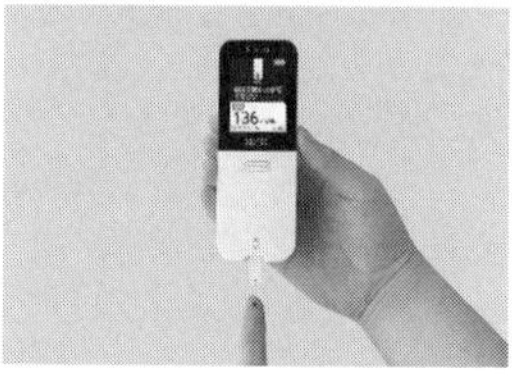

②測定器に血を吸引させる。

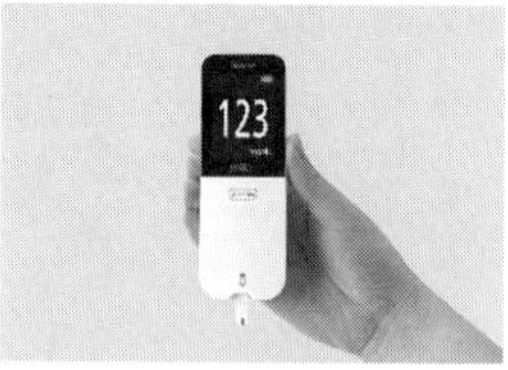

③測定結果が表示される。

写真提供:アークレイ株式会社

・寝ている間も測定しているので夜間の低血糖の有無も分かります。

・測定値の横に矢印が表示され、グルコース値が上がる途中か下がる途中かが分かります。

＊デメリット&注意点

・実際の血糖値とタイムラグがあるため、低血糖症状が出た際には血糖測定器での測定を行います。また、測定値横の矢印が↓、↑の場合も、グルコース値が急速に変化しているので、血糖測定器での確認は必要です。

・センサーには8時間しかデータが保存されないので、必ずその間に読み取り機をかざす必要があります。

isCGMの測定方法

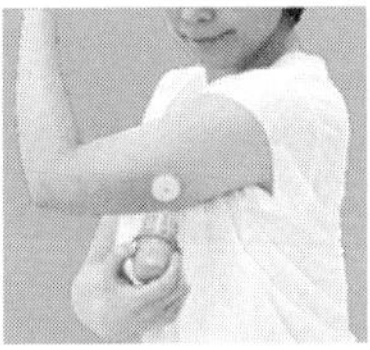

①センサーを上腕に装着する。

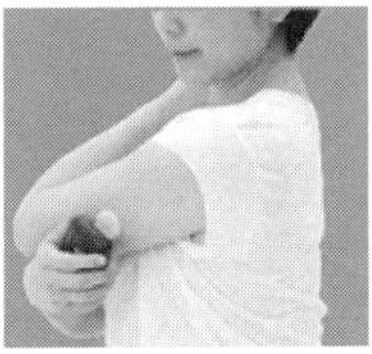

②読み取り機をセンサーにかざす。

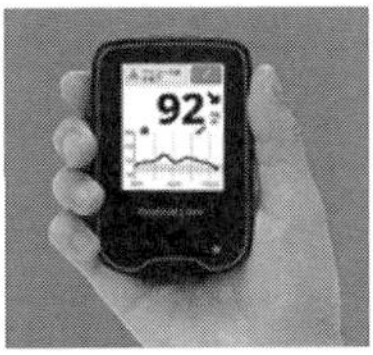

③測定結果が表示される。

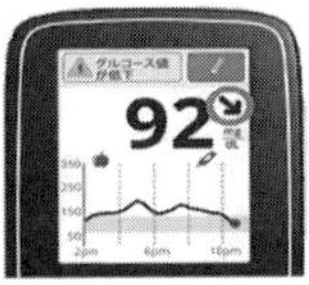

※測定値の変動方向を示す矢印

血糖自己測定を行っている患者さんからは、「菓子パンを食べたあと血糖値を測ったら、むちゃくちゃ高くてショックだった。気をつけるわ」「ウォーキング始めてから、全体的に血糖値が下がってきたの。がんばるわ」など前向きな言葉を聞けることもあります。

このように日々の血糖コントロールをすることでより良いコントロールを目指すことができますが、保険適用外だとコストが高くつくのが難点です。あくまでも血糖自己測定は血糖コントロールの方法の一つとして、患者さんご自身に合った方法で無理のない血糖コントロールを行ってください。

（臨床検査技師　出口雅子）

Q6 リブレについて教えてください。

血糖変動を可視化できる測定器

血糖測定器の進歩と「リブレ」の登場

糖尿病治療の目標は血管合併症の進行を防止して、患者さんの健康寿命を延ばすことです。そのためには1日の血糖変動を健康人に近づける必要があると考えられています。健康人の血糖は24時間、どこをとってもおおむね70から140までの範囲に収まっており、極端な高値や低値はありません。糖尿病の患者さんがインスリンや内服薬を使っている場合、効果が足りないと高血糖に、過剰だと低血糖に陥る可能性があります。病状に合った薬の作用により健康人と同様、波の少ない血糖変動が理想とされています。

当院でインスリン治療を受けている患者さんたちの多くは個人用の血糖測定器を使っています。指先を細い針で穿刺して出るごく少量の血液で、血糖値を測ることができます。自宅で測った測定値をもとに、インスリン注射量の過不足や、食事療法に見直しを加えて、1日の血糖変動を健康人なみにフラットなものにするのが治療の目標です。血糖測定に必要な血液量は技術の進歩で少量となり、測定に要する時間も早いものでは5秒まで短縮されています。しかし指先を針で突くという痛みを伴う行為は避けられません。これまでさまざまな方法が試みられてきましたが、日常生活の中で血液を採取せずに血糖を測る技術は実用化されていませんでした。

アメリカのアボット社はこれまでの壁を打ち破る新製品を紹介開発しました。名称はフリースタイルリブレ（以下リブレ）といいます。リブレは従来の血糖測定器とほぼ同じ形の本体（スマホの半分程度で重量65g）と皮膚に装着するセンサー部分のセットになっています。センサーはプラスチック製で500円玉ほどの大きさ、厚さは5㎜です。このセンサーを専用の器具を用いて上腕の外側の皮膚に固定します。センサーの皮膚に接する側の中心部にテフロン状の糸のように細いチューブが付いており、皮下から2週間にわたって継続的に組織間液を採取します。センサーを取り付ける最初だけはわずかな痛みがありますが、その後の2週間は邪魔な感じはほとんどありません。つけたまま入浴も可能です。なぜ私がこのようにリアルに説明できるかというと、市販直後に自分で使ってみたからなのです。

私のリブレ使用体験

採取した検体で測定した血糖値が発信されますが、その信号は測定器本体を4㎝ぐらいまで腕に近づけると受信できます。ピッという音が鳴り、すぐに血糖値が本体画面に表示されます。

ちょうど駅の改札でICカードをかざすぐらいの感じです。センサーが有効な2週間は何度でもかざして血糖を測れます。ある瞬間の血糖値を何の痛みもなく測れるのが、画期的なところです。先ほどから「血糖値」と書いていますが、リブレで測れるのは正確には血糖ではなく組織液の中のブドウ糖です。血液から組織中にしみ出すタイムラグがあるので、おそらく15分程度の遅れはある（15分前の血糖を観察している）ものと推測されます。ですから、今が低血糖状態で処置を要するかどうか、一刻を争う状況で判断するためにはリブレは不向きです。1日の血糖を点ではなく、つながった線で見たいときには役に立つと思います。また夜間の低血糖は無自覚に起きているかもしれず、要警戒です。これまでは確認のために、夜中に起きての測定をお願いしていましたが、リブレを使えばその必要もありません。リブレのセンサー内には8時間分の情報をためることができますので朝の7時に本体をかざせば、さかのぼって昨夜の11時からの血糖の動きを再現できるのです。

私自身がリブレを試した時期は年末年始だったのですが、食後の血糖のピークの高さは炭水化物の量に左右されるものだとあらためて実感しました。元日の朝に雑煮に餅を2個入れて食べると、ふだんのお茶碗一杯のごはんよりも食後血糖は高くなりました。また試しに飲んでみたコップ一杯のコーラも食事を上回る血糖上昇を招きました。ふだんから患者さんたちに、清涼飲料水だけはやめてくださいとお願いしているのは間違いではなかったと確信しました。

血糖管理のデバイスは便利で患者さんに優しく進化しています。機会があればぜひチャレンジして、ご自分の病状を正確に理解していただきたいと思います。

（医師　渡辺伸明）

2章

薬のはなし

Q7 SGLT2阻害薬ってどんな薬ですか?

奇跡の二刀流・大谷選手のような薬

メジャーリーグで活躍中の大谷翔平選手が、2022年ついに100年以上前のベーブルース以来の10勝、二けたホームランを達成しました。WBCでも大活躍で日本を優勝に導きました。現代のプロ野球でこれほど高いレベルで投打両面の活躍ができるのは奇跡といってよいでしょう。実況放送が「イッツ、ショータイム!」と叫ぶ場面をいつも誇らしい気分で見ています。

医薬の世界でも大谷選手ほどレアではありませんが、10年に一度くらいのペースでエポックメイキングな治療薬が登場します。今までの薬にはない特徴があり画期的な効果をもたらす、大谷選手と同様、天からの贈り物のような薬です。今回はそんな薬のひとつ、SGLT2阻害薬について紹介します。

画期的新薬、SGLT2阻害薬

最初のSGLT2阻害薬、スーグラが日本で使えるようになったのは2014年です。この薬が血糖を下げるメカニズムは今までと全く異なりました。腎臓に作用し血中の余剰な糖を尿中に排泄することにより、血糖を低下させます。カロリーロスを生じるため半年間で平均3kg程度、体重を減少させます。

好きに食べても血糖が下がり体重が減る。実際は食べ過ぎれば効きにくくなるのですが、当初はそんな虫のいい話にはきっと何か落とし穴が隠れているに違いないと、ベテランの医師たちは懐疑的でした。私も半信半疑で発売からしばらくは肥満気味で若い患者さんに限って使用していました。

そんな中、2015年にエンパレグ・アウトカムという研究結果が論文発表

図1

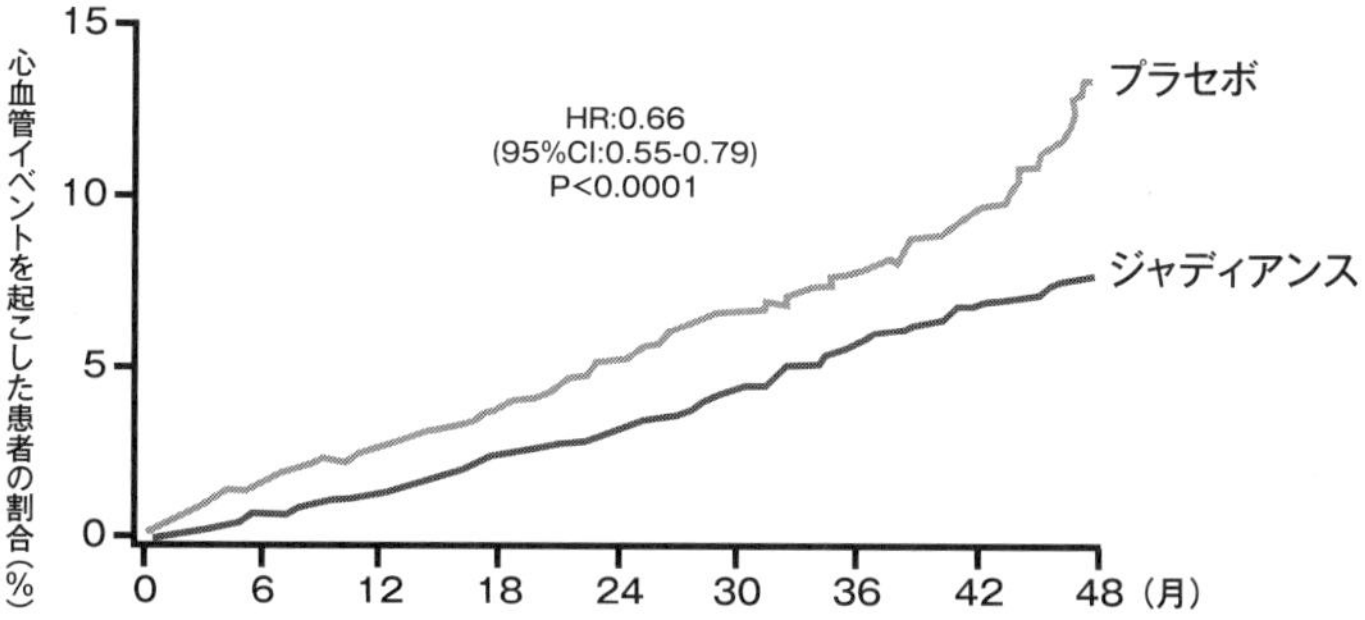

対象患者数									
ジャディアンス	4687	4614	4523	4427	3988	2950	2487	1634	395
プラセボ	2333	2271	2226	2173	1932	1424	1202	775	168

4年間で心不全による入院率はジャディアンスを服用した群で35%減少している。服用開始1年以内ですでに服用群に効果が見られ非服用群との差が拡がっている点に注目。

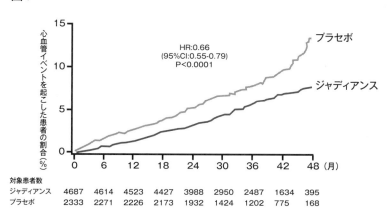

されました。ＳＧＬＴ２阻害薬のひとつ、ジャディアンス（エンパグリフロジン）を２型糖尿病患者さんに服用してもらい、心血管や腎の病変進行に与える影響を観察したものです。約４年間の投与後に心血管イベントに目覚ましい効果が見られました。プラセボとの比較で心血管死を38％、心不全による入院を35％、全死亡を32％それぞれ低下させたのです**（図１）**。その効果はこれまで循環器領域で使用されてきた既存の薬と比べても際立ったものでした。さらに腎機能を保護する作用（尿中微量アルブミンの減少、eGFRの低下抑制）も証明されたのです**（図２）**[1]。こちらも糖尿病性腎症に対して用いられてきた従来の薬剤をしのぐ効果でした。特にeGFRの低下を防ぐ効果

図2　ジャディアンス投与の有無による腎機能の時系列的変化

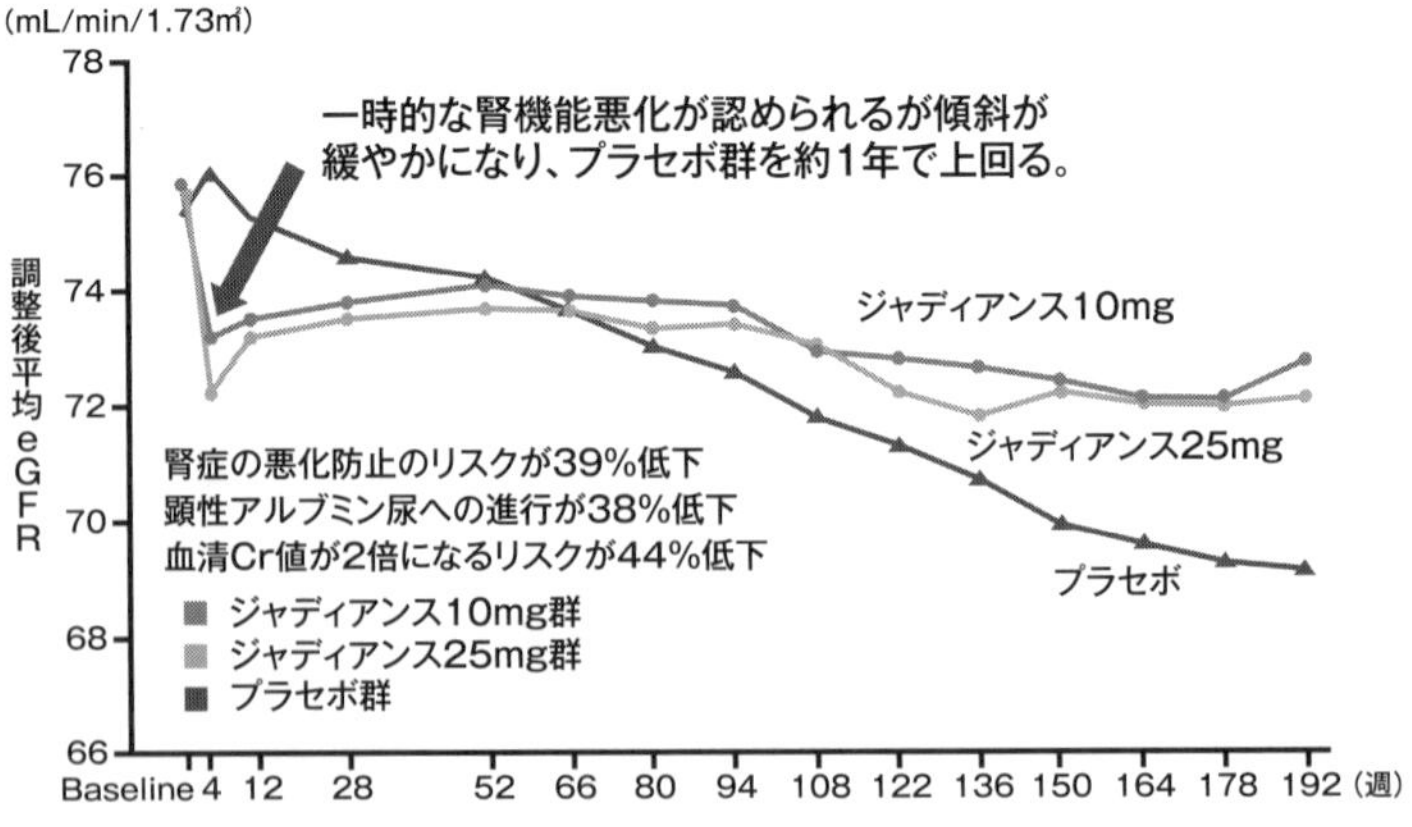

eGFRは高値が保たれているほど腎機能は良好と判断。
1年までの期間ではジャディアンスを服用した群が一時的に低下する場面もあるが、1年以降では逆転し、服用群の腎機能はより安定している。

を示す薬はそれまでなかったので、注目されました。ジャディアンスで認められた心腎機能の保護効果はフォシーガやカナグルといった、他のSGLT2阻害薬でも次々に明らかにされ、このカテゴリーの薬に共通した効果と考えられています。欧米の糖尿病治療ガイドラインでは心疾患を合併しているか、腎機能の低下した患者さんには積極的な使用を勧める記述が加わりました。このあたりからわが国でもSGLT2阻害薬の処方が増えてきました。

糖尿病薬の枠を超えて広がる適応

エンパレグ・アウトカムの結果は循環器や腎臓内科の研究者の注目を集めました。糖尿病のない心疾患、腎疾患の患者さんでも効果があるのではないかと期待されたのです。検討の結果は期待通り(2)で、ジャディアンスとフォシーガは心不全やCKD（慢性腎疾患）に対して、糖尿病がなくても使用できるよう適応拡大されました。今後は糖尿病以外の多くの患者さんでも使用されていくことが予想されます。まさに大谷選手張りの二刀流。糖尿病での登板がなくても指名打者で大活躍が期待されます。

当院でSGLT2阻害薬を処方した患者さんの中にも予想以上の効果を示した方がおられます。特にむくみを伴った心不全の高齢者では、自覚症状が目に見えてよくなり喜んでいただいています。しかし国内で使われ始めてからまだ10年足らずと歴史の浅い薬でもあります。今後も長期服用のメリット、デメリットを慎重に見極めていく必要があります。

患者さんに適切かつ安全に使用するために、糖尿病学会から使用上の注意点について定期的にリコメンデーション（適応と使用上の注意のまとめ）が出されています。患者さんが知っておくべき重要な点を挙げると、ひとつは尿量が増えて脱水を起こすことがあることです。特に服用開始した直後や真夏、シックデイで発熱や下痢があるときには十分な水分補給が必要です。また、尿糖が増えるため、尿路感染や女性の場合、カンジダ症など性器感染の発生が多くなります。服用中に、排尿時痛や局所のかゆみを自覚したら、ぜひともお知らせください。最後にやせ型、高齢の方ではサルコペニア（筋肉の減少）を助長する可能性があります。当院ではSGLT2阻害薬の使用前後で体組成検査を行っています。大幅な筋肉量の減少がみられる場合には中止も考慮しなければいけません。

SGLT2阻害薬が患者さんたちに恩恵をもたらし続けるように、大谷選手が故障を乗り越え、これから何年もメジャーで活躍を続け、レジェンドになってくれることを願っています。


（医師　渡辺伸明）

（1）Perkovic,V et al. N Engl J Med. 2019 380（24）:2295-2306
（2）Heerspink,HJL et al. N Engl J Med. 2021 384（4）:389-390

Q8 糖尿病の飲み薬について教えてください。

血糖値を下げる飲み薬

糖尿病の患者さんが、より良い血糖コントロールを目指すために取り組むべきこととして、まずは食事療法と運動療法があり、それに加えて薬物療法があります。薬物療法には、飲み薬と注射薬があり、それぞれさまざまな特徴があります。

この二十年間で、次々と新しい種類の糖尿病治療薬が加わり、処方も変化してきています。多くの場合は、複数の種類の薬を組み合わせて治療を進めていきます。患者さんのＱＯＬ（クオリティ・オブ・ライフ）をいかに高めるか。そのために治療目標とするＨｂＡ１ｃ値を何％に設定するか…。加えて低血糖を起こしにくく、体重を増やさないような治療が望まれています。

ＱＯＬ（クオリティ・オブ・ライフ）とは

一般に、ひとりひとりの人生の内容の質や社会的にみた「生活の質」のことを指し、ある人がどれだけ人間らしい生活や自分らしい生活を送り、人生に幸福を見出しているか、ということを尺度としてとらえる概念です。評価するうえでは「本人の満足度」が最も重要です。

まずは、飲み薬について紹介していきます。薬の作用面から次の①～④に分類しています。

①インスリンの分泌を促す薬
②インスリンを効きやすくする薬
③糖の吸収や排泄を調節する薬
④その他　配合薬

それぞれについて順番に説明していきましょう。

①インスリンの分泌を促す薬（SU薬・グリニド薬・DPP－4阻害薬・GLP－1受容体作動薬・グリミン系）

スルホニルウレア薬（SU薬）

膵臓のβ細胞を刺激してインスリンの分泌を促進することで血糖値を下げる作用があります。半日～1日効果が持続し、食前～食後の全体的な血糖値を下げることができます。

このタイプの薬の使用の可否は、患者さんの膵臓がインスリンを分泌できる状態にあるかどうかが重要な判断ポイントになります。インスリンを分泌する能力に余裕がある方には使えますが、低下している方には使いません。なぜなら膵臓を無理に頑張らせて疲弊させてしまうことにつながるからです。

また、インスリン分泌を促進させることで、血糖が下がり空腹感が生じてくるのですが、その際に過剰に食べてしまうと、肥満につながります。すでに肥満傾向にある患者さんには、さらに肥満を助長させることになるため使用には注意が必要です。一方で、食事量が少ないと薬の効果が勝ってしまい「低血糖」につながりますので、食事量と薬の作用とのバランスをとることが大切になります。このタイプの薬の使用においては、起こりうる「低血糖」の症状や対処方法について、よく理解しておくことが必要です。

一般名	商品名（先発品には※を表記）
グリベンクラミド	オイグルコン錠※／グリベンクラミド錠／（ダオニール錠2022年3月終了）
グリクラジド	グリミクロン錠※／グリクラジド錠
グリメピリド	アマリール錠※／グリメピリド錠／（含有する合剤：ソニアス配合錠※）

（一般名とは薬の有効成分の名称で、商品名はその薬を販売している登録商標です）

低血糖とは？

●低血糖とされる血糖値は、どれくらい？

血糖値が70㎎／dℓ以下になった状態のことをいいます。通常では70㎎／dℓ以下になると、血糖値を上昇させるホルモンが分泌されます。しかし、SU薬のようなインスリンを分泌させる薬やインスリン注射を使用している場合は、「血糖値を上げる力」よりも「下げる力」が勝ってしまうことが起こり得ます。その際にどのような症状が出るかを例にあげます。

まず70㎎／dℓ以下になると、汗をかく、不安な気持ちになる、脈が速くなる、手や指が震える、顔色が青白くなるなどがあります。これらは交感神経症状といいます。

さらに50㎎／dℓ程度になると、頭痛、目のかすみ、集中力の低下、生あくびなどが起こります。これらは中枢神経症状といいます。

そして50㎎／dℓ以下になると痙攣や昏睡、意識のない状態（重症低血糖）になることもあります。

●対処方法

低血糖になった時は、できるだけ早い段階でそれに気づいて的確な対処をする必要があります。「あれ？低血糖かな？おかしいな…」という場合には（血糖測定器を持っている方は可能なら自分で血糖値を測って確認するとよいでしょう）、ブドウ糖10g、またはブドウ糖を含む飲料水（150㎖～200㎖）を摂りましょう。砂糖の場合は20g摂ります。15分たっても症状がおさまらないときは、もう一度摂ります。症状がおさまったら早めに食事を摂ってください。

なかには「無自覚性低血糖」といって、自覚症状がなく低血糖に気づかないケースがあります。

冷や汗、手のふるえなどの交感神経症状が出ないまま、重い中枢神経症状が突然出て昏睡など意識のない危険な状態になってしまうと、これは命にかかわります。この状況では、自分でブドウ糖を摂ることは難しく、重症低血糖への対応にはご家族など周りの方の協力が必要になります。

低血糖を起こした場合、なぜ起こしたか原因を究明し、解決することが大事です。経験を振り返ることによって、低血糖を予防することができます。

●重症低血糖への対処方法

重症低血糖を起こした場合、本人の意識がはっきりせず、ブドウ糖を飲み込むのが難しい状況が想定されます。無理やり飲ませると誤嚥や窒息の原因にもなります。そういった場合、介助する周りの方（ご家族であったり、職場の方であったりするかもしれません）は、ブドウ糖や砂糖を水で溶かして本人の口唇と歯肉の間に塗り付けて、すぐに救急連絡するなどの対処が必要です。

口からブドウ糖を摂ることができない場合は、血糖を上げるホルモンである「グルカゴン」を投与する必要があります。グルカゴンの投与方法は、以前は注射するしかありませんでした。しかし2020年10月、グルカゴンの点鼻薬が登場したことで、より簡単な投与方法で対処できるようになり、介助する側にとっては扱いやすく、より安心につながったと思います。

特に、重症低血糖を経験されている方には、グルカゴン点鼻薬を常備しておくことをおすすめしています。そして、いざ重症低血糖を起こしてしまった時にスムーズな対処ができるように、あらかじめ点鼻薬の使用方法や保管場所といった情報を周りの方に知ってもらっておくことが重要です。

グルカゴン点鼻粉末剤	バクスミー点鼻粉末剤※

速効型インスリン分泌促進薬(グリニド薬)

SU薬と同じく、膵臓のβ細胞を刺激してインスリンの分泌を促進することで血糖値を下げますが、SU薬に比べて、吸収と血中からの消失が速いということが特徴です。服用後すぐ効き始め、インスリン分泌を促進し血糖値を下げるため、空腹時の血糖値は問題ないけれども食後が高い、という場合に使います。つまり、食後の高血糖をターゲットとする方に適しています。加えて、効き目が短時間のため、SU薬に比べて低血糖を起こすリスクも低減します。

服用タイミングは「食直前」と表現されますが、食事の直前(5~10分程度前)で「いただきます」の時に服用するのが理想的です。もし、うっかり食直前に飲み忘れた場合、その回は飲まずにとばす対応をしましょう。薬を飲んだ後に食事を開始しないでいると、薬だけが効いてきて低血糖になる可能性があるので注意が必要です。例えば、外食などで、自分が思っているタイミングに食事が出てこない状況、あるいは急な電話がかかってきて食事が後まわしになってしまう状況など、よくあることです。

ナテグリニド	ファスティック錠※／スターシス錠※／ナテグリニド錠
ミチグリニドカルシウム水和物	グルファスト錠※／ミチグリニドCa錠／（含有する合剤：グルベス配合錠※）
レパグリニド	シュアポスト錠※／レパグリニド錠

DPP-4（ディー・ピー・ピー・フォー）阻害薬

２００９年冬に、このタイプの薬が登場したことで、糖尿病治療薬の選択が大きく変わってきました。血糖値のレベルにあわせて作用する点が、ＳＵ薬やグリニド薬と異なります。

この薬は、インクレチンというホルモンの分解を抑制し、その作用を助けます。

インクレチンは血糖値が高いときにインスリンの分泌を促すとともに、血糖値を上げるホルモンのひとつであるグルカゴン分泌を抑制し、血糖値を下げます。消化管から分泌されるインクレチンは酵素によって数分という短時間のうちに分解されて不活性化してしまうのですが、その酵素を阻害してインクレチンを長持ちさせようという薬です。血糖値を下げる作用はブドウ糖の濃度に依存する（つまり、血糖値が高い時だけ効く）ため、このタイプの薬の単独使用では低血糖となる可能性が少なく、また、体重が増加しにくい薬です。

この薬には、毎日飲むタイプの錠剤と、週１回だけでよい錠剤があり、患者さんの希望にあわせて選ぶことが可能です。

●毎日服用するDPP－4阻害薬

シタグリプチンリン酸塩水和物	ジャヌビア錠※／グラクティブ錠※／（含有する合剤：スージャヌ配合錠※）
ビルダグリプチン	エクア錠※／（含有する合剤：エクメット配合錠※）
アログリプチン安息香酸塩	ネシーナ錠※／（含有する合剤：リオベル配合錠※／イニシンク配合錠※）
リナグリプチン	トラゼンタ錠※／（含有する合剤：トラディアンス配合錠※）
テネリグリプチン臭化水素酸塩水和物	テネリア錠※／（含有する合剤：カナリア配合錠※）
アナグリプチン	スイニー錠※／（含有する合剤：メトアナ配合錠※）
サキサグリプチン水和物	オングリザ錠※

●週1回服用するDPP－4阻害薬：曜日を決めて服用する

トレラグリプチンコハク酸塩	ザファテック錠※
オマリグリプチン	マリゼブ錠※

GLP－1（ジー・エル・ピー・ワン）受容体作動薬

注射薬であった「GLP－1受容体作動薬」が、2020年11月に、飲み薬として登場しました。膵臓のβ細胞のGLP－1受容体に結合し、血糖値が高いときにインスリン分泌を促すとともに、血糖値を上げるホルモンのひとつであるグルカゴン分泌を抑制し、血糖値を下げます。先ほどのＤＰＰ－４阻害薬と同様に、単独の使用では低血糖となる可能性が少なく、食欲を抑える効果があり、食欲不振などの消化器症状を起こすことがありますが、体重減少効果も期待できます。

この薬は、服用方法に特徴があります。１日の最初の食事や飲水の前の空腹の状態で、１２０㎖以下の水で服用します。そして服用後30分は食事や飲水は避ける必要があります。なぜなら飲食してしまうと薬の吸収が落ちてしまって効果が得られなくなるためです。

飲み方には特別注意が必要ですが、注射薬と同等の効果が飲み薬で得られるという点が患者さんにとっては大きなメリットとなっています。

セマグルチド	リベルサス錠※

グリミン系（テトラヒドロトリアジン系）

このグリミン系であるイメグリミンは２０２１年8月に登場した、現在のところ一番新しい飲み薬で、ビグアナイド薬であるメトホルミン（67～68ページで紹介）と構造が似ています。メトホルミンに乳酸アシドーシスの副作用報告があるのに対して、イメグリミンは乳酸アシドーシスを起こさないとされています。

細胞内のミトコンドリアという部分に作用し、次の2つの機序で血糖を下げます。

・膵β細胞を保護しながら血糖値が高いときにインスリン分泌を促す。

・肝臓・骨格筋での糖代謝を改善（糖新生抑制・糖取り込み能改善）することで、インスリンを効きやすくする。

この薬も、単独の使用では低血糖となる可能性が低くなっています（ただし、SU薬と併用時は低血糖に注意が必要です）。副作用は悪心、下痢、便秘など消化器症状が報告されており、ビグアナイド薬と作用機序の一部が共通している可能性があるので両剤を併用した場合、他の薬剤との併用時に比べて消化器症状がでやすくなると考えられます。

イメグリミン塩酸塩	ツイミーグ錠※

ミトコンドリアとは？

ミトコンドリアとは、みなさんの身体を作っている細胞の中に存在する細胞小器官のひとつで、ヒトでは肝臓、腎臓、筋肉、脳などの代謝の活発な細胞にたくさん存在しています。ひとつの細胞の中に300～400個ものミトコンドリアが存在し、全身で体重の1割を占めているともいわれています。「細胞のエネルギー生産工場」ともいわれ、グルコース（糖）を原料として、エネルギーの源（ATP）を合成しているのです。先ほどのイメグリミンは、この過程に作用し、機能を改善するのです。

②インスリンを効きやすくする薬（ビグアナイド薬・チアゾリジン薬・グリミン系）

ビグアナイド薬（BG薬）

肝臓はエネルギーの貯蔵庫とよばれる臓器で、ブドウ糖をグリコーゲンとして貯めこんでいて、いざ必要な時にはそのグリコーゲンを分解してブドウ糖を作り出し血液中へ放出しています。

このビグアナイド薬は、肝臓からのブドウ糖の放出を抑え、インスリンに対する身体の感受性を高めるなどの作用により、血糖値を下げます。

ビグアナイド薬は古く歴史のある薬で、数ある糖尿病治療薬の中ではとても安価で、メトホルミンだと250㎎錠の場合で1錠あたり約10円です。日本人では1日最大2250㎎（250㎎錠だと9錠／日）まで服用可能です。ビグアナイド薬の単独使用では低血糖となる可能性が少なく、体重が増えにくい薬です。筋肉や肝臓で働く薬なので、膵臓にやさしく、お財布にもやさしい選択肢といえます。

注意すべき点として、乳酸アシドーシスという状態を引き起こす可能性があるので、重い腎機能障害のある方、アルコールを多飲する方には使用できません。高齢の方では、腎機能に配慮して量を少なめにする必要があります。

メトホルミンの副作用としては胃腸症状（食欲不振、吐き気、便秘、下痢など）があります。これらは一過性のもので、一時的な薬の減量や休薬で症状が回復することが多いですが、症状がひどい場合や続く場合は注意が必要です。

乳酸アシドーシスとは

乳酸は、肝臓で代謝され腎臓から排泄されていくのですが、そのバランスがくずれて血液中の乳酸濃度が上昇した状態で、症状としては胃腸障害（悪心、嘔吐、腹痛、下痢など）、倦怠感、筋肉痛から始まり、過呼吸、脱水、低血糖、低体温、昏睡などの症状へ進行していきます。

メトホルミンを内服中の乳酸アシドーシス発症の確率は、年間10万人あたり数人程度です。

シックデイ（下痢、嘔吐、脱水など）の症状がある場合、メトホルミンは、休薬します。他にも造影剤を使用する検査を受ける前後は、一時的に休薬します。これは、腎機能悪化のリスクを避け、乳酸アシドーシスを起こさないようにするためです。

ブホルミン塩酸塩	ジベトス錠／ブホルミン錠
メトホルミン塩酸塩	メトグルコ錠※／グリコラン錠／メトホルミン錠／（含有する合剤：メタクト配合錠※／エクメット配合錠※／イニシンク配合錠※／メトアナ配合錠※）

チアゾリジン薬

インスリンに対する身体の感受性を高めることで血糖値を下げます。チアゾリジン薬は、主に脂肪細胞に働いて、インスリン感受性を高めます（インスリン抵抗性改善）。単独の使用では低血糖となる可能性が低くなっています。むくみ、急激な体重増加などが起こることがありますので、体重変動や足のむくみの有無の確認が大切です。また、骨密度低下リスクが報告されていますので骨折につながらないように注意が必要です。

※心不全の方には使えません。

ピオグリタゾン塩酸塩	アクトス錠※／ピオグリタゾン錠／（含有する合剤：メタクト配合錠※／ソニアス配合錠※／リオベル配合錠※）

「インスリン感受性」「インスリン抵抗性」とは？

これはインスリンの効き具合を意味しています。背景には遺伝、肥満、運動不足、高脂肪食、ストレスなどさまざまな要因がありますが、インスリンに対する臓器（肝臓や骨格筋、脂肪組織）の反応が鈍くなっている状況を「インスリン感受性の低下」「インスリン抵抗性がある」といいます。

ということは、肥満を解消したり、運動をすることでも「感受性を高める」「抵抗性が改善される」と考えられます。

グリミン系（テトラヒドロトリアジン系）

インスリンを出しやすくすると共に、インスリンを効きやすくする薬です。①インスリンを出しやすくする薬（58〜59ページ）で紹介しています。

イメグリミン塩酸塩	ツイミーグ錠※

③糖の吸収や排泄を調整する薬（α－グルコシターゼ阻害薬・SGLT2阻害薬）

α－グルコシダーゼ阻害薬（α－GI：アルファ・ジーアイ）

摂取した糖質を消化管でゆっくり吸収させて（小腸からの糖分の消化・吸収を遅らせる）、食後血糖の急上昇を抑える薬です。飲み方は「食直前」で、食事の直前（5〜10分程度前）、「いただきます」の時に服用するのが理想的です。

この薬単独の使用では低血糖となる可能性が低く、体重が増えにくくなっています。

薬の副作用としては、おなかの張り、放屁（おなら）の増加、下痢などが挙げられます。これは薬が効いている証拠であり、消化できなかった糖質が腸内で発酵してガスになった結果起こる症状です。こういった症状も一過性であることが多いので、生活に支障をきたさなければ様子をみながら薬を継続してみましょう。

このタイプの薬は、糖の吸収を抑える薬であるため、砂糖などの二糖類は吸収されるのに時間がかかり低血糖の対応が遅くなってしまいます。そのため、この薬を服用している場合、低血糖の対応には必ず「ブドウ糖」を使用します。
※アカルボース、ボグリボースで肝障害を起こした例が報告されており、定期的な肝機能検査が必要です。

アカルボース	アカルボース錠／グルコバイ錠※（2023年3月終了）
ボグリボース	ベイスン錠※／ボグリボース錠／（含有する合剤：グルベス配合錠※）
ミグリトール	セイブル錠※／ミグリトール錠

SGLT2（エス・ジー・エル・ティー・ツー）阻害薬

尿の中に糖を出して血糖値を下げる薬です。

血液中の糖は、腎臓の「糸球体」という場所でろ過されて原尿（尿のもと）に排泄された後、通常は「尿細管」で再吸収されて血液中に戻されます。この薬は、尿細管から血液中へのブドウ糖の再取り込みを妨げます。したがって尿中に糖が排泄され、検尿をすると「尿糖陽性」の結果が出ます。

利尿効果があるので基本的には朝（午前中）に服用します。尿量が増えますので、脱水を防ぐために、こまめな水分補給をするよう心がける必要があります。起床時、食事の時、外出時、帰宅時、入浴前、入浴後…など意識して水分を摂るようにしてください。
また、糖分を多く含んだ尿になるため、尿路・性器感染症を起こしやすい状況になります。そういったトラブルを回避するために、トイレを我慢しない、清潔に保つなどといったことが重要です。

この薬を使うと、体重が減るケースが多く、肥満の解消、インスリンの感受性UPにもつながります。ただ、筋肉量が落ちることもあるので、筋肉量を維持できるように気をつけることが重要です。特に高齢の方の場合、フレイル状態に注意し、体組成（筋肉量と脂肪量）の定期チェックをおすすめします。

副作用としては、尿路・性器感染症、脱水、頻尿、皮膚症状などがあります。しかし、インスリン分泌と直接関係しないので、単独の使用では低血糖となる可能性が低いです。

イプラグリフロジンL-プロリン	スーグラ錠※／（含有する合剤：スージャヌ配合錠※）
ダパグリフロジンプロピレングリコール水和物	フォシーガ錠※
ルセオグリフロジン水和物	ルセフィ錠※
トホグリフロジン水和物	デベルザ錠※／（アプルウェイ錠※2022年3月終了）
カナグリフロジン水和物	カナグル錠※／（含有する合剤：カナリア配合錠※）
エンパグリフロジン	ジャディアンス錠※／（含有する合剤：トラディアンス配合錠※）

④その他　配合薬

異なる作用をもつ複数の薬を合わせた薬です。飲む薬の錠数を減らすことで、患者さんの服薬率ＵＰ、治療効果ＵＰにつながることが期待されています。また、薬価も抑えて設定されているので、良い選択肢になります。

一方、錠剤のサイズが大きくなることで飲みづらさを感じる方もおられます。また、処方が変わる際には特に、変更前後での飲み間違いをしないように注意することが重要です。

ピオグリタゾン+メトホルミン	メタクト配合錠※ＬＤ／ＨＤ
ピオグリタゾン+グリメピリド	ソニアス配合錠※ＬＤ／ＨＤ
アログリプチン+ピオグリタゾン	リオベル配合錠※ＬＤ／ＨＤ
ミチグリニド+ボグリボース	グルベス配合錠※
ビルダグリプチン+メトホルミン	エクメット配合錠※ＬＤ／ＨＤ
アログリプチン+メトホルミン	イニシンク配合錠※
アナグリプチン+メトホルミン	メトアナ配合錠※ＬＤ／ＨＤ
テネグリプチン+カナグリフロジン	カナリア配合錠※
シタグリプチン+イプラグリフロジン	スージャヌ配合錠※
エンパグリフロジン+リナグリプチン	トラディアンス配合錠※ＡＰ／ＢＰ

飲み薬の臓器別作用点

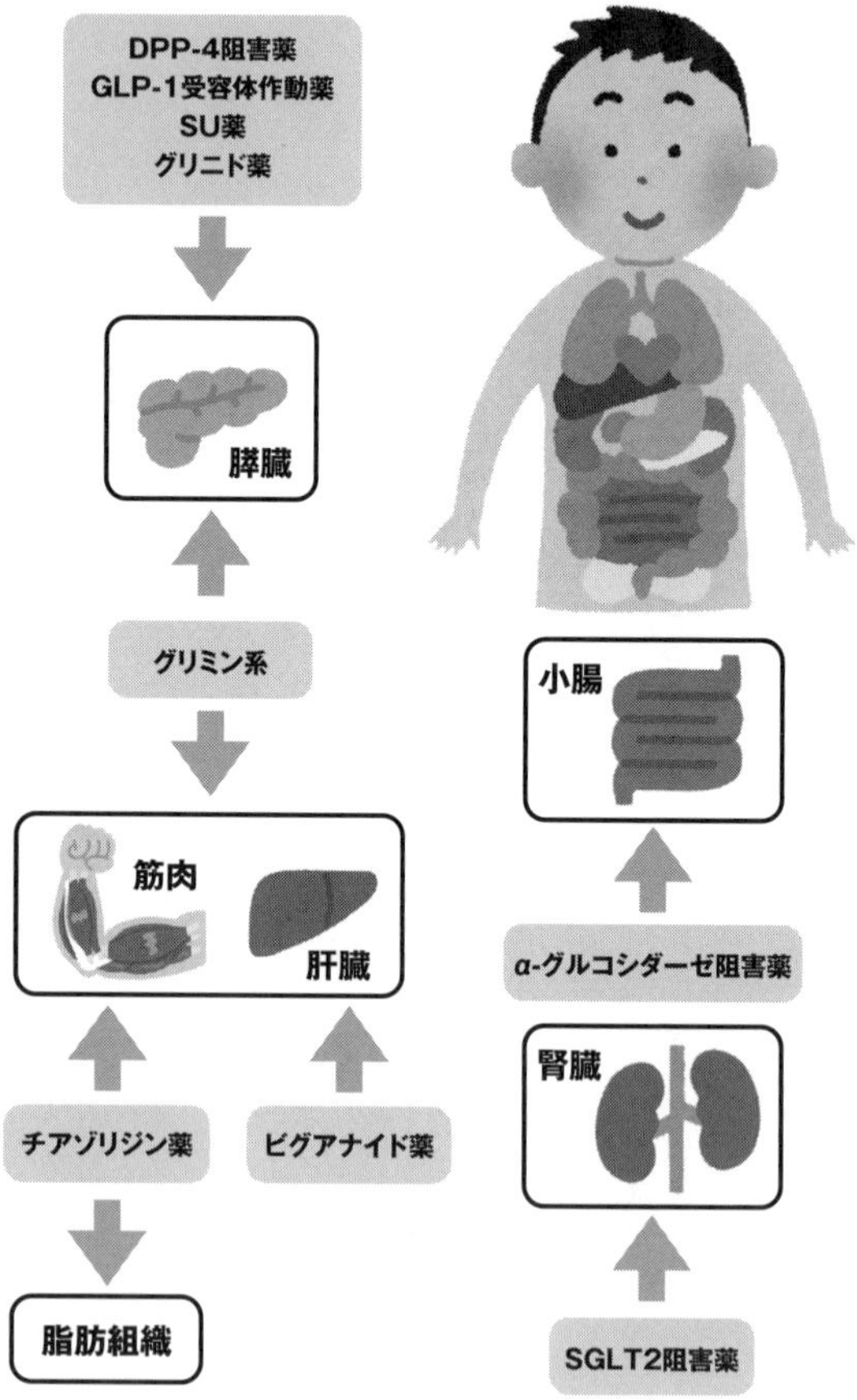

（薬剤師　井戸　藍）

参考文献

・国立国際医療研究センター、糖尿病情報センター　ホームページ「薬のはなし」より
・日本糖尿病学会編著『糖尿病治療ガイド２０２２-２０２３』文光堂　２０２２
・独立行政法人医薬品医療機器総合機構『患者向医薬品ガイド』

Q9 糖尿病の注射薬について教えてください。

血糖値を下げる注射薬

糖尿病の治療において、重要なポイントは、その患者さんの膵臓がインスリンを分泌できる状態なのか、あるいはそうではないのか、です。

インスリンが分泌できない、あるいは著しく不足している状態にはインスリンそのものを補充する必要があり、インスリンの注射薬が必須となります（1型糖尿病や、インスリンが不足する2型糖尿病）。

一方、インスリンの分泌能力がある状態（2型糖尿病）では、内服薬や、注射薬を組み合わせて処方を決定します。

血糖値を下げる注射薬には、現在、大きく分類してインスリン製剤とGLP－1（ジー・エル・ピー・ワン）受容体作動薬の2種類があります。

GLP－1受容体作動薬は2010年に保険診療で使われるようになりました。それまでは糖尿病治療の注射薬といえばインスリンでしたが、この新しい注射薬の登場で、糖尿病治療の注射薬＝インスリンではなくなりました。

ＧＬＰ－１（ジー・エル・ピー・ワン）受容体作動薬

「ＧＬＰ－１受容体作動薬」は、主に膵臓に作用してインスリンの分泌を促す作用を持つ２型糖尿病の注射薬です。

「ＧＬＰ－１」は、インクレチンというホルモンのひとつで、食事摂取などが刺激となって消化管から分泌されるホルモンです。どういう働きをするかというと、身体の中の「ＧＬＰ－１受容体」に作用して

・膵臓からインスリンの分泌を促す。
・膵臓のグルカゴンというホルモンを抑えて血糖値を上がりにくくする。
・胃や消化管の動きを遅くし、ゆっくりと消化させる。
・脳に働きかけ、食欲を抑える。

といった作用が挙げられます。

しかし、分泌された「ＧＬＰ－１」は体内でＤＰＰ－４という酵素によって短時間で分解されるため、その作用はすぐに消えてしまいます。

注射薬の「ＧＬＰ－１受容体作動薬」は、酵素に分解されにくく受容体を刺激して血糖値

を下げます。また、この作用は血糖値が高い時だけに働くので、この薬を単独で使用した場合は低血糖を起こす心配が少ないとされています。一方で、インスリンやSU薬と併用した場合には低血糖のリスクがあるため、注意が必要です。その他副作用には、下痢や便秘、嘔気などが挙げられています。

「GLP－1受容体作動薬」には、毎日注射する製剤が使われ始めたのち、週1回の注射製剤も開発されて治療選択に加わりました。

用法のほか注射器デバイスの形状が各薬剤で異なる点をふまえた上で、治療を受ける患者さんの生活環境にあわせて医師は処方を選択することができます。例えば、毎日の注射には抵抗があるけれども、週1回の注射なら受け入れられると考える患者さんもいらっしゃるでしょう。注射を自分自身で行うことが難しく周囲のサポートが必要な場合、毎日ではなく週1回となると介助者の負担も軽減されます。

逆に、週1回より毎日のほうが自分の性格や生活にあっている！と考える患者さんもおられます。

患者さんのおかれた生活環境や気持ちへ寄り添う処方選択ができるのです。

●毎日（1日1回もしくは1日2回）の注射製剤

一般名（商品名）	用法用量
リラグルチド（ビクトーザ）	0・3～1・8㎎を1日1回
リキシセナチド（リキスミア）	10～20㎍を1日1回
エキセナチド（バイエッタ）	5～10㎍を1日2回

●週1回の注射製剤

デュラグルチド（トルリシティ）	0・75㎎／週1回
セマグルチド（オゼンピック）	0・25～1・0㎎／週1回
チルゼパチド（マンジャロ）	2・5～15㎎／週1回

インクレチンとは？　アナログ製剤とは？

インクレチンとは「膵臓のβ細胞を刺激して、血糖依存的にインスリン分泌を促進する消化管ホルモン」として定義されグルコース依存性インスリン分泌刺激ポリペプチド（glucose-dependent insulinotropic polypeptide：GIP）と、グルカゴン様ペプチド（glucagon-like peputide-1：GLP－1）の2つを指します。これらは、食事を摂ることによって消化管から分泌されます（GIPは上部消化管にあるK細胞から、GLP－1は下部消化管のL細胞から、それぞれ分泌されています）。しかし、体内のインクレチンは短時間のうちに酵素によって分解され不活化してしまいます。

そこで、ＧＬＰ－１はアナログ製剤化されて（アナログ製剤とは、生体内で分泌されるホルモンと同じ作用をもちながら薬物動態を改良した薬剤のこと）、現在、広く使われるようになっています。

また、２０２３年４月からＧＬＰ－１／ＧＩＰ両受容体に作用するアナログ製剤（チルゼパチド）が新しく加わりました。治療薬の選択肢が増えて、さらなる効果が期待されます。

インスリン製剤

インスリン治療では、患者さんが自身で分泌できるインスリンの量や血糖値の状態、身体の状態などにあわせて、使用する製剤や注射する回数、量を決めます。

実際には、血液や尿検査でインスリン分泌の余力を測定するほか、年齢や体型、糖尿病の診断に至った経緯、血糖値の推移、投薬に対する反応などをみながら少しずつ調整を行います。

インスリンには基礎分泌（1日中必要とする）と、追加分泌（食事ごとに必要）があり、それぞれを補充するために、ゆっくり長いもの（基礎分泌の補充）と効き目が早くて短時間のもの（追加分泌の補充）があります。

《超速効型》

インスリンアナログ超速効型

ルムジェブ注（アスパルト）・**フィアスプ注**（アスパルト）

追加分泌を補い、食後の血糖値上昇を抑えて食後高血糖を改善します。食事直前（2分前）もしくは食事開始後20分以内に注射します。

▼効果発現は注射してから10分未満と早く、作用は3～4時間と短い。

ノボラピッド注（アスパルト）・**ヒューマログ注**（リスプロ）・**アピドラ注**（グルリジン）

追加分泌を補い、食後の血糖値上昇を抑えて食後高血糖を改善します。食事直前に注射します。

▼効果発現は注射してから10～20分、作用は3～5時間と短い

《速効型》

ヒトインスリン速効型…**ノボリンR注・ヒューマリンR注**

追加分泌を補い、食後の血糖値上昇を抑えて食後高血糖を改善します。食前の約30分前に注射します。

▼効果発現は注射してから30分～1時間、作用は5～8時間

《中間型》

ヒトインスリン中間型…**ノボリンN注・ヒューマリンN注**

基礎分泌を補い、空腹時血糖の上昇を抑制します。1日のうちの決めた時間に注射します。

▼効果発現は注射してから30分～3時間、作用は18～24時間と長く持続

※懸濁製剤なので、使用前によく振ること。

《インスリンアナログ持効型溶解》

トレシーバ注（デグルデグ）・**レベミル注**（デテミル）・**ランタス注**（グラルギン）・**ランタスXR注**（グラルギン）

基礎分泌を補い、空腹時血糖の上昇を抑制し、1日の血糖値を全体的に下げます。1日のうちの決めた時間に注射します。

▼効果発現は注射してから1～2時間、作用はほぼ1日と長く持続

《混合型（中間型との混合）》

ヒトインスリン混合型（速効型＋中間型　食前30分に注射する）

ノボリン30R注・ヒューマリン3／7注

インスリンアナログ混合型（超速効＋中間型　食直前に注射する）

ノボラピッド30ミックス注・50ミックス注、ヒューマログミックス25注・ミックス50注

基礎分泌と追加分泌を同時に補います。製剤名から、混合割合がわかります。

例　超速効型3：中間型7→30ミックス注

▼効果発現・持続時間は混合されている製剤と同じ

※懸濁製剤なので、使用前によく振ること。

《配合持効溶解製剤（持効型との混合）》

インスリンアナログ配合溶解…**ライゾデグ注**（デグルデグ＋アスパルト）

基礎分泌と追加分泌を同時に補います（持効型7：超速効3）。

超速効型が混合されているので、指定された食事の直前に注射します。

▼効果発現は注射してから10～20分、作用はほぼ1日持続

インスリンとGLP－1受容体作動薬の配合剤

ゾルトファイ配合注（インスリンデグルデグ＋リラグルチド）

ソリクア配合注（インスリングラルギン＋リキシセナチド）

持効型インスリン製剤とGLP-1受容体作動薬が含有された製剤です。使用単位は「ドーズ」を用います（1ドーズに1Uのインスリンを含有）。それぞれの成分が相補的に作用し、空腹時、食後の血糖値を低下させます。副作用は低血糖、下痢、便秘、嘔気などがあります。

1日のうち決められた時間に注射することで、効果はほぼ1日にわたり持続します。

注射製剤は注射液が充填されたペン型の使い切りのもの（ディスポーザブル・タイプ）が多く使われていますが、製剤によってはカートリッジタイプがあります。万年筆のインク交換のように、注射液のカートリッジ部分だけを交換して使うための注入器があり、カートリッジ交換の手間がかかりますが、コストを抑えることができて廃棄ゴミを減らすこともできます。

最近は、注射を行った記録を残すことができるアイテムやアプリも登場し、注射の自己管理も進化しつつあります。

注射の際に使用する注射針については、より痛みが少なくスムーズに使用できるように改良が続けられています。毎日注射する方にとっては、その使用感はとても大切です。特に1型糖尿病の患者さんにとっては1日に何回も使用することになります。製造しているメーカー各社とも、針先の構造に工夫がなされて、より細く、より短いものが作られています。

注射針は、毎回交換して、使用済みの針は、針先でケガをしないように容器に入れて医療廃棄物として処理します。医療機関が使用済みの針を回収しますので、使用済みの針は、受診時に持参していただくようお願いします。

（薬剤師　井戸　藍）

参考文献

・国立国際医療研究センター　糖尿病情報センター　ホームページ「薬のはなし」より
・日本糖尿病学会編著『糖尿病治療ガイド２０２２-２０２３』文光堂　２０２２
・独立行政法人医薬品医療機器総合機構『患者向医薬品ガイド』

Q10 体調不良のときに糖尿病の薬を休んでいいですか？

シックデイ（病気の日）の薬の飲み方

シックデイルールって何でしょう？

シックデイという言葉を聞いたことがありますか？　直訳すると病気の日となりますが、この場合は糖尿病患者さんが風邪などの感染症にかかって熱がでたり、嘔吐や下痢などにより食欲がなくなり、食事がとれないときのことを「シックデイ」といいます。

糖尿病患者さんは健康な人と比べると抵抗力が弱いです。これはウイルスなどの侵入を防ぐ機能が低下しているということです。特に気をつけてほしい感染症は風邪（呼吸器感染症）、インフルエンザ、肺炎、急性胃腸炎や膀胱炎（尿路感染症）、水虫や歯周病などです。

発熱や嘔吐、下痢をすると細胞内の水分が失われ脱水状態になります。血液が濃縮されて血糖値が高くなります。

身体の中の炎症やストレスはアドレナリンなどの血糖値を上げるホルモンを分泌します。また炎症性サイトカインが増加することで高血糖になることがあります。逆に食事がとれなくて低血糖を起こす可能性もあります。

炎症　ストレス　⬇　アドレナリン分泌　⬇　血糖上昇
食事がとれない　⬇　血糖低下

風邪は万病のもととよくいいますよね。感染症を軽くみないようにしましょう。急激に悪化して命にかかわることもあります。

血糖コントロールが悪いと感染症が重症化しやすく、改善するのにも時間がかかります。感染症にかからないことが一番良いことですが、もしも感染症にかかってしまったらどうすればよいでしょうか？　いざというとき困らないように対策を知っておきましょう。

本当に驚いたお話です

以前糖尿病歴の長い患者さんでこんなことがありました。

私たちのクリニックでは患者さんが診察を受ける前にほとんどの患者さんの採血をします。HbA1c（過去1～2か月の血糖の平均値）と血糖値の結果がでるまで数分間、少し情報収集をします。

前回受診してから今日まで「何か変わったことはありませんか?」とおたずねします。大きな変化がなければ「普通です」とか「なにもなかったです」という返事がきます。他には糖尿病の療養（食事や運動）で頑張ったこと、できなかったことを教えてくださったり、ご家族さんの嬉しかったこと、悲しかったこと、ペットの話などしてくださる方も沢山いらっしゃいます。

ここではインスリン治療をしている方で、感染症にかかった時の経験を教えてくださった患者さんのお話をしたいと思います。

私　Mさん風邪をひいたり、お腹をこわしたり何か変わったことはありませんでしたか?

Mさん　2週間前、吐いて吐いてご飯食べられへんかってん。しんどかったわ。カキ食べたのがあかんかったんかなあ?

私　何回くらい吐いたのですか?　下痢はしましたか?　お熱は?

Mさん　吐いたのは2日くらいかな?　1日目は5回くらい吐いたわ。2日目は2回くらいかな。吐くもんないから黄水みたいなんでたわ。下痢も4、5回したかな?　熱はでてたと思うけどしんどいから測らなかった。

私　水分はとれていましたか?

Mさん　1日目は吐いてばかりで水なんか飲めるわけないやん。2日目はお茶とか水少しずつ飲めてたわ。今は治ってる。

私　そうですか、大変だったんですね。近所の病院には行ったのですか？

Mさん　しんどくて家でじっと寝てたわ。ごはんも食べられないしインスリン注射もしなかったよ。

私　インスリン注射、うたなかったのですか？　血糖は測りましたか？

Mさん　しんどいのにインスリン注射したり、血糖なんか測れるわけないやん。

私　…。Mさん、ごはんは食べなくても基礎インスリンはうたないとダメなんですよ。

Mさん　なんで？　食べてへんのに？

私　発熱や嘔吐、下痢をすると細胞内の水分が失われて脱水状態になるんです。血液が濃縮されて血糖値が高くなります。他にもいろいろな理由で高血糖になることがあるのです。

Mさん　ふ～ん、むつかしい話やな。でも食べんかったら血糖下がると思ってたわ。

私　そうですね。下がる時もあるんです。だから血糖を測る必要があるんですよ。あとMさん、ご飯がまったく食べられなかったり、下痢がひどい時は早めに病院で点滴などの処置をうけたほうがいいですよ。場合によっては意識がなくなることもあるんです。

Mさん　わかったけど、ここの病院家から遠いから無理やわ。

私　でしたら日ごろから近所の病院（ホームドクター）も探しておいて、いざという時に受診できるようにしておくと便利です。受診する時は必ず前もって電話をいれておいて簡単に状態を説明しておくとスムーズに診てもらえますよ。

Mさん　ふ～ん、近所のクリニックも探してみるわ。飲み薬も吐いてたから飲んでなかったけどどうしたらよかったんやろか…？

私　そうですね。難しいですね。今日はそのことも先生に確認しましょう。というぐあいでした。糖尿病歴も長くシックデイルールは知っているものと思っていました。病歴が長いと逆に忘れていることもあるのだと考えさせられました。

この方の場合は幸い回復しましたが、近くの病院で点滴を受けることがベストな対応だったと思います。

シックデイを乗り切るコツ

では感染症にかかってしまったら…。

①身体を温かくして安静にすることです。

②脱水になりやすいので水分を十分にとりましょう。水やお茶だけでなくスポーツ飲料も電解質のバランスを整えるため500㎖くらいなら飲んでかまいません。水分は1日に1000㎖から1500㎖以上飲んでください。一度にではなく少しずつ飲みましょう。

食事は食べられるようであれば、口当たりのよい消化によいもの、例えばうどん、スープやアイスクリームなどがおすすめです。いつも常備しておくと慌てなくてすみます。
③そして我慢しないで早めに病院で受診しましょう。
④こまめな自己チェック（体温測定、水分や食事量、血糖測定など）も大切です。

病院に電話をするときは

①いつから
②どんな症状があるのか？　熱は何度か？
③食事はいつも通りとれているか？　水分はとれているか？
④お腹の症状は？
⑤市販の薬は飲んだか？
などの情報があると、診る先生は病状の把握がしやすくなります。
何事も早めの対応が大切です。

こんな時はすぐに受診する必要があります。

①食事がほとんどとれない、嘔吐や下痢が続く
②38度以上の高熱が続く

シックデイ時、飲み薬はどうすればよいですか?

種類や状況によって対応が異なります。 前もって主治医の先生に確認しておきましょう。

ビグアナイド薬	**脱水を起こしそうなときに注意!** 食事量が不十分なとき 下痢 嘔吐 脱水・発熱のとき	副作用の危険が高まるので →飲まない
速効型インスリン分泌促進薬 (グリニド薬)	**食事量が少ないときは低血糖に注意!** 食事量　半分程度 食事量　1/3 程度	薬を →半量にする →飲まない
スルホニル尿素薬 (SU 薬)	**食事量が少ないときは低血糖に注意!** 食事量　半分程度 食事量　1/3 程度	薬を →半量にする →飲まない
αグルコシダーゼ阻害薬	食欲不振 腹痛・下痢 嘔吐	→飲まない
チアゾリジン薬	食事量が半分以下	→飲まない
DPP4 阻害薬	食事量が半分以下	→飲まない
SGLT2 阻害薬	**脱水を起こしそうなときに注意!** 食欲不振 下痢 嘔吐 脱水・発熱のとき	→飲まない

シックデイ時、注射はどうすればよいですか?

インスリンは自己判断で中止せず基本的に次のように対処します。
量の調節方法などは、前もって主治医の先生に確認しておきましょう。

基礎インスリン	**基礎インスリンはどんなときも中止せず注射しましょう。** 食事量に関係なく、いつもどおり注射する
基礎インスリン+インクレチン製剤合剤	
追加インスリン（超速効・速効型）	**食事量や血糖測定値にあわせて調整しましょう。** 食事量が半分以上 → いつもどおり注射する 食事量が半分程度 → 半量を注射する 食事が全くとれない → 打たない

※食事量がわからないときには、超速効型インスリンを食直後に注射する方法もあります。

混合型インスリン	**食事量や血糖測定値にあわせて調整しましょう。** 食事量が半分以上 → いつもどおり注射する 食事量が半分程度 → 半量を注射する

※特に混合型インスリンの場合、前もって主治医の先生に確認しておくと良いでしょう。

インクレチン製剤	**消化器症状があるときは、注意しましょう。** 下痢や嘔吐などがあるとき → 打たない 食事量が半分以下のとき → 打たない

③血糖が異常に高い
などの時は病院で点滴などの治療が必要となります。
受診する時は、お薬手帳を忘れずに持参しましょう。

薬物治療をしている糖尿病患者さんにとってお薬や注射を勝手に中止することは危険です。例えば下痢をしているときは服用を中止しないといけないお薬があります。食事の量で薬の量を変更することもあります。インスリン注射は種類により、注射しなければならないものや量の調節が必要なものとさまざまです。前もって主治医に確認しておくと安心です。

（看護師　安原孝子）

参考文献
・日本糖尿病学会編・著『糖尿病治療ガイド２０２２-２０２３』
・『月刊糖尿病ライフ　さかえ』２０２０ Vol.60 No.３（公社）日本糖尿病協会編集・発行

Q 11 薬の飲み忘れを防ぐ方法を教えてください。

薬を飲み忘れないための6つの案

糖尿病の治療の目的は、血糖管理をし、合併症の発症を防ぎながら健康寿命を延ばすことです。そのためには、個人個人に応じた食事療法、運動療法、薬物療法を行う必要があります。患者さんと家族、生活支援者の方、そして医療従事者との協力と相互理解が大切だと思います。

医師は患者さんごとにオーダーメイドの処方をしています。患者さんそれぞれの病状をふまえた処方を確実に服薬することで、その薬本来の効果が発揮され血糖値は改善していくのです。服薬を守ることは薬物治療の基本となる重要事項といえます。

では、服薬を守ることができる、いくつかの方法を提案してみましょう。

①薬の一包化

複数の薬を、飲むタイミングでまとめて小分けにします。

②お薬カレンダーの利用
1週間分、または1カ月分のカレンダー形式になっているものなどを利用して（カレンダーに薬をセットして）、1回分ずつを分けて保管する方法です。
③血圧手帳や血糖手帳の利用
記録する際に服薬したらチェックを入れていきます。
④家族や高齢者の生活支援者の声掛け。
⑤薬を小分けにして持ち歩く。
食事を外出先で摂ることが多ければ、薬をカバンや財布に入れておきましょう。
⑥携帯電話の利用
スマートフォンのアプリで服薬管理を助けてくれるものがあります。


認知機能が低下されている患者さんの対策については、場合によっては薬剤の使用量を減らし、より安全性の高い薬剤に変更することを主治医と相談する必要があります。

血糖管理の目標値を緩和し、低血糖を避けることを考慮し、家族やヘルパーさん等の支援者が対応しやすい時間にまとめて服薬できるよう服薬タイミングを変更するのも対策の一つです。

最後に服薬を忘れない最も大切なことは何でしょうか？

それは、糖尿病に対する意識改革と治療意欲の向上にあると思います。

糖尿病を放置すれば、合併症が生じ大変なことになると知れば、自然と行動が変わってくるのではないでしょうか?服薬を守ることによって血糖を管理して合併症を防止し、前向きに治療に取り組めるよう患者さんと家族・支援者・医療従事者が1つのチームとなって取り組んで行きたいと思います。

（薬剤師　清末智子）

Q12 薬を水以外で飲んでもいいですか？

薬はいつ飲む？ 水で飲む

あなたの薬はいつ飲む薬ですか？

薬をもらった時、説明書や袋に書かれている「毎食後」や「毎食前」といった飲み方についてのお話です。毎日飲む薬の飲み方に、「食後」「食前」「食直前」「食間」がありますが、それぞれいつ飲むかわかりますか？ これから、ひとつずつ確認してみましょう。

①食後

一般的に多くの薬は、飲み方が「食後」になっています。食べ終わってすぐ薬を飲むと大抵の方がおわかりだと思います。正確には「食後」の薬は、食事が終わってすぐから20～30分後までに飲みます。

②食前

「食前」の薬は、食事の20～30分前に飲みます。例えば、お腹の中で食

薬を飲むタイミング

食後	食事が終わった後30分以内
食前	食事の約30分前
食直前	食事をとる5分以内
食間	食事と食事の間

べ物と一緒になると胃から身体に薬が吸収されにくく、効果が十分に得られない薬があります。そういった薬は、お腹が空いている「食前」に飲むように飲み方が決められています。

③食直前

「食直前」は食事をとる直前5分以内に飲みます。「いただきます」のタイミングで薬を飲みましょう。ところで、薬を飲むのを忘れてごはんを食べてしまった時はどうしたら良いでしょうか。一般的に食事の途中であれば、薬を飲んで構いません。ですが食べ終わっていたら、「食直前」の薬は飲まずに1回とばしましょう。

では、どうして「食直前」に飲む時間が決められているのでしょうか? 例えば、糖尿病の血糖を下げる薬に「食直前」に飲む薬がありますが、間違って食前30分前や食後に飲んでしまうと、薬が効くタイミングが食事と合わず、低血糖になりやすくなり危険です。また、糖尿病の薬の速効型インスリン分泌促進薬（グリニド薬）では、食後に飲むと身体に薬が吸収されにくく、効果が十分に得られません。つまり、飲み方を守って飲まないと、副作用が出やすくなったり、効果が出にくくなったりするため、「食直前」に飲み方が決められているのです。

④食間

「食間」は食事と食事の間。つまり、食事の2時間後に薬を飲みます。お腹が空の時に飲んだ方が良く効く薬などで「食間」に飲む薬があります。

飲み方を守って飲む必要がある薬と食事と関係なく飲むことができる薬があります。飲み忘れた時にどうすれば良いか医師や薬剤師にあらかじめ確認しておきましょう。

飲み方に注意する必要がある糖尿病の飲み薬

《「食直前」に飲む薬》

速効型インスリン分泌促進薬（グリニド薬）

ナテグリニド（ファスティック、スターシス）

ミチグリニド（グルファスト）

レパグリニド（シュアポスト）など

αグルコシダーゼ阻害薬

アカルボース（グルコバイ）

ボグリボース（ベイスン）

ミグリトール（セイブル）など

《「朝食前30分前」に飲む薬（空腹時１２０㎖以下の水で服用する）》

ＧＬＰ－１（ジーエルピーワン）受容体作動薬

セマグルチド（リベルサス）

薬は水以外で飲んでもいいの？

皆さんは薬を飲む時、飲み物は何で服用していますか？　薬によっては飲み合わせが良くない飲み物があるため、一般的な薬はコップ1杯（200㎖）程度の水かぬるま湯で服用するのが一番良いとされています。薬が作られる時もコップ1杯の水で効果が出るように設計して作られています。では、他の飲み物で服用した場合どうなるのでしょうか。これから順番にご説明したいと思います。

水なしで飲むとどうなる？　☒

服用する時の水の量が少なかったり、水なしで服用したりすると、カプセルや錠剤の薬は食道にくっつき、そこで溶け出した成分が粘膜を痛めることがあります。また、粉薬では粉が気管から肺に入ってしまい肺炎の原因になることがあります。他にも、水が少ないと薬が溶けにくくなり身体に吸収されにくくなるため、効果が十分に得られなくなります。ですので、十分な水の量で服用しましょう。特に、消炎鎮痛剤（ロキソニンやカロナールなど）や便秘薬の酸化マグネシウム（マグミット）等は副作用を防ぐために多めの水で服用しましょう。一部例外の薬もあります。

●水なしで飲むことができる薬があります。
口腔内崩壊錠といって、口の中の唾液ですばやく溶けて、唾液と一緒に飲み込むことができる錠剤です。薬の名前に「OD錠」や「D錠」の記載がある薬です。他の薬と同じように水で服用しても問題ありません（OD：Oral Disintegration、D：Disintegrating の略）。
●水の量が決められている薬があります。
糖尿病のリベルサスという薬は120㎖以下の水で服用します。多めの水で服用すると胃から吸収されず効果が弱まるためです。

熱いお湯 ✕
成分によっては熱いお湯で分解されてしまい、薬の効きが弱まってしまうことがあります。温度にも気をつけましょう。

お茶 ○
薬にあまり影響がないといわれており、お茶で薬を服用しても構いません。
以前、鉄剤はお茶で飲んではいけないといわれていました。これは、お茶に含まれているタンニンという物質が鉄の吸収されるのを妨げるからです。ですが、一般に家庭で飲まれている程度の緑茶では、鉄の吸収にそれほど影響しないため、濃いお茶で毎回飲むのでなければ、鉄剤をお茶で飲んでも構いません。

牛乳 ☒

牛乳にはカルシウムが含まれており、薬の成分と結びついて吸収が弱まることがあります（ニューキノロン系〔クラビットなど〕やテトラサイクリン系の抗生物質など）。

また、牛乳は腸で溶けるようにつくられた薬（腸溶錠）の吸収に影響します。牛乳と一緒に飲むと腸で溶ける薬が胃の中で溶けてしまい、効果が十分に得られなくなります。

コーヒーや紅茶 ☒

コーヒーなどに含まれるカフェインが薬の吸収に影響することがあります。また、胃腸が荒れやすくなることがあります。カフェインが配合された薬（風邪薬など）と一緒に飲むと、カフェインをとりすぎてしまい眠れなくなることがあります。

睡眠導入剤や安定剤では、カフェイン自体の興奮作用によって薬の作用が弱まることがあります。

ジュース ☒

ジュースに含まれる酸のため、薬の吸収が遅くなり効果が弱まることがあります。また、小児用の細粒やドライシロップのコーティングがはがれてしまい苦くなることがあります。

グレープフルーツジュースは、一部の高血圧の薬（カルシウム拮抗薬）やアトルバスタチン（脂質異常症の薬）の効果を強めてしまうため注意が必要です。

青汁 ☒

青汁に含まれるビタミンKが薬の効果を弱めてしまう場合があります（ワーファリン〔血液をサラサラにする薬〕など）。

炭酸飲料 ☒

一般的な炭酸飲料は酸性に近いため、消炎鎮痛剤等の胃腸障害が出やすくなります。また、制酸剤を含む胃薬では、薬が炭酸飲料と反応してしまい効果が減弱します。

アルコール ☒

薬の効きが弱まったり、強まったりする場合があります。また予期せぬ副作用が起こる恐れもあるため、アルコールでの服用は特に危険です。特に睡眠薬は副作用が起こりやすくなるため、アルコールと併用しないようにしましょう。

（薬剤師　寺西美優）

Q13 注射療法をすすめられていますが、不安です。自己注射はこわい？

血糖値を下げるために使われる注射薬は2種類です。1つはインスリン注射です。これは不足しているインスリンを身体の外から補うものです。もう1つはGLP－1受容体作動薬というものです。これは膵臓からインスリンを分泌するよう働きかける注射です。どちらも自己注射です。またインスリンとGLP－1受容体作動薬を1本に配合した注射剤もあります。

まずインスリン療法について説明します。糖尿病はインスリン依存性とインスリン非依存性の2つのタイプにわかれます。インスリン依存性は膵臓でインスリンをつくることができなくなった1型糖尿病患者さんです。インスリン注射をしなければ命の危険につながります。

1型糖尿病患者以外にもインスリン治療が必須となる場合があります。妊娠している場合、非常に重い病気（肝障害、腎障害）、ケガをして手術が必要な場合、高血糖による昏睡状態の時などはインスリン療法が行われます。

そのほか血糖値が著しく高く、飲み薬では十分に血糖値が下がらないとき、腎機能や肝機能などの問題があり経口薬の使用が難しいときや、血糖上昇作用のあるステロイド治療をしているときなどはインスリン療法が行われることがあります。

ＧＬＰ－１受容体作動薬は、２型糖尿病の患者さんが適応です。

ＧＬＰ－１というのはもともと私たちの身体にあるホルモンです。食事をとったときに小腸から膵臓に運ばれて、そこでインスリンを出すように働きかけます。ＧＬＰ－１受容体作動薬には心臓、血管、腎臓の保護効果も示されています。

私の自己注射導入のすすめ方

糖尿病の療養指導をしていく中で、時々患者さんから「注射は痛いから絶対にイヤ！　注射するようになったら人生終わりや」。また「注射の仕方なんか覚えられない」「自分でお腹に針を刺すなんて信じられない！」「知人が注射をしているがお金もかかると聞いた」などという声を聞きます。看護師の私もそうですが、新しいものを取り入れることは非常に抵抗があります。それでも先生にすすめられれば（先生も患者さんには必要な治療だから指示するのですが…）患者さんも渋々承諾し、看護師が注射の仕方を説明することになります。

私が普段どのように説明しているか、ご紹介したいと思います。

私　インスリン注射をすることに納得されましたか？　先生になんて言われました？

Aさん　薬いっぱい飲んでるけどHbA1cが下がらんから注射やって…嫌やなあ。食べる量を加減できん自分が悪いねんけど…注射の仕方も覚えられるかな？

私　Aさんの不摂生のせいだけではありませんから、あまり自分を責めないでください。膵臓（血糖を下げるインスリンを唯一だす臓器）がくたびれているかもしれません。外からインスリンを補ってあげると自身の膵臓が少し休めるし、いいことなのですよ。

Aさん　う～ん、まあ注射の仕方、聞くだけ聞くわ。

私　（パンフレットとインスリン注射に必要なものをみせながら）いるものは注入器と針、アルコール綿（アルコールに過敏な方は他の消毒綿）、これだけなんですよ。

あとはパンフレットに従い手順をお伝えします。

①注入器の名前、残量の確認をします。
②注入器のペンのキャップをはずします。
③ゴム栓をアルコール綿で消毒します。
④注射針の保護シールをはずします。
⑤注射針を注入器に取りつけます。

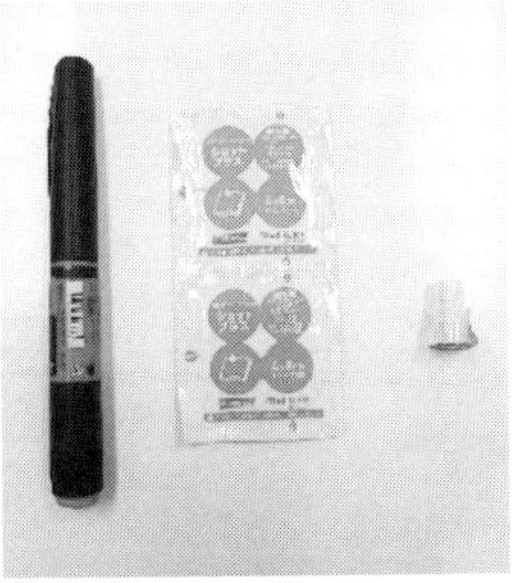

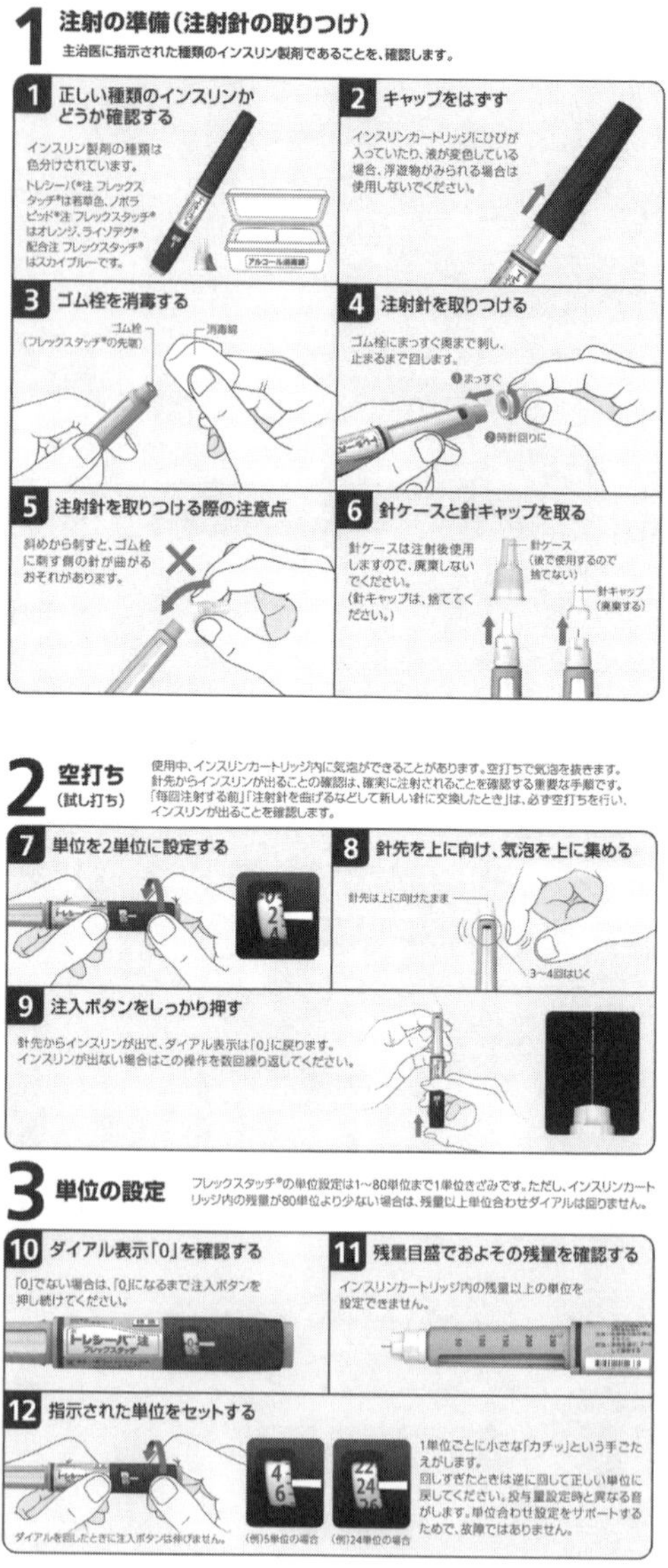
1 注射の準備（注射針の取りつけ）
主治医に指示された種類のインスリン製剤であることを、確認します。
1 正しい種類のインスリンかどうか確認する
インスリン製剤の種類は色分けされています。

トレシーバ®注 フレックスタッチ®は若草色、ノボラピッド®注 フレックスタッチ®はオレンジ、ライゾデグ®配合注 フレックスタッチ®はスカイブルーです。

アルコール綿
2 キャップをはずす
インスリンカートリッジにひびが入っていたり、液が変色している場合、浮遊物がみられる場合は使用しないでください。
3 ゴム栓を消毒する
ゴム栓（フレックスタッチ®の先端）
消毒綿
4 注射針を取りつける
ゴム栓にまっすぐ奥まで刺し、止まるまで回します。
❶まっすぐ
❷時計回りに
5 注射針を取りつける際の注意点
斜めから刺すと、ゴム栓に刺す側の針が曲がるおそれがあります。
6 針ケースと針キャップを取る
針ケースは注射後使用しますので、廃棄しないでください。（針キャップは、捨ててください。）
針ケース（後で使用するので捨てない）
針キャップ（廃棄する）
2 空打ち（試し打ち）
使用中、インスリンカートリッジ内に気泡ができることがあります。空打ちで気泡を抜きます。

針先からインスリンが出ることの確認は、確実に注射されることを確認する重要な手順です。

「毎回注射する前」「注射針を曲げるなどして新しい針に交換したとき」は、必ず空打ちを行い、インスリンが出ることを確認します。
7 単位を2単位に設定する
8 針先を上に向け、気泡を上に集める
針先は上に向けたまま
3～4回はじく
9 注入ボタンをしっかり押す
針先からインスリンが出て、ダイアル表示は「0」に戻ります。

インスリンが出ない場合はこの操作を数回繰り返してください。
3 単位の設定
フレックスタッチ®の単位設定は1～80単位まで1単位きざみです。ただし、インスリンカートリッジ内の残量が80単位より少ない場合は、残量以上単位合わせダイアルは回りません。
10 ダイアル表示「0」を確認する
「0」でない場合は、「0」になるまで注入ボタンを押し続けてください。
トレシーバ®注 フレックスタッチ®
11 残量目盛でおよその残量を確認する
インスリンカートリッジ内の残量以上の単位を設定できません。
12 指示された単位をセットする
ダイアルを回したときに注入ボタンは伸びません。
（例）5単位の場合
（例）24単位の場合
1単位ごとに小さな「カチッ」という手ごたえがします。
回しすぎたときは逆に回して正しい単位に戻してください。投与量設定時と異なる音がします。単位合わせ設定をサポートするためで、故障ではありません。

⑥針ケース、針キャップを取りはずします。

⑦ダイアル表示の数字を2に合わせます。

⑧針先を上にむけたまま注入ボタンを押し込みます。ダイアル表示が0になります。

⑨指示された単位にダイアルを合わせます。

⑩注射部位（お腹）を消毒します。
⑪針をお腹に垂直に刺し、注入ボタンをカチッと音がするまで押し切ります。
⑫押したまま10秒数えて針を抜きます。
⑬注射針に針ケースを取りつけ、針を取りはずします。

針は太さ0・23㎜長さ4㎜と細いです。

⑧はエア抜きとちゃんと針先から薬液が出てくるかを確認するための作業です。

⑪は迷わず垂直に刺すのがポイントです。⑫も非常に大切です。早く抜いてしまうと針が細いので薬液が完全に入らず外でポタポタもれてしまうことがあるからです。また注入ボタンを押したまま抜かないと逆血といって薬液に血液が入りこむことがあります。

デモ機を使って3回ほど繰り返すとだいたいの方は覚えられます。

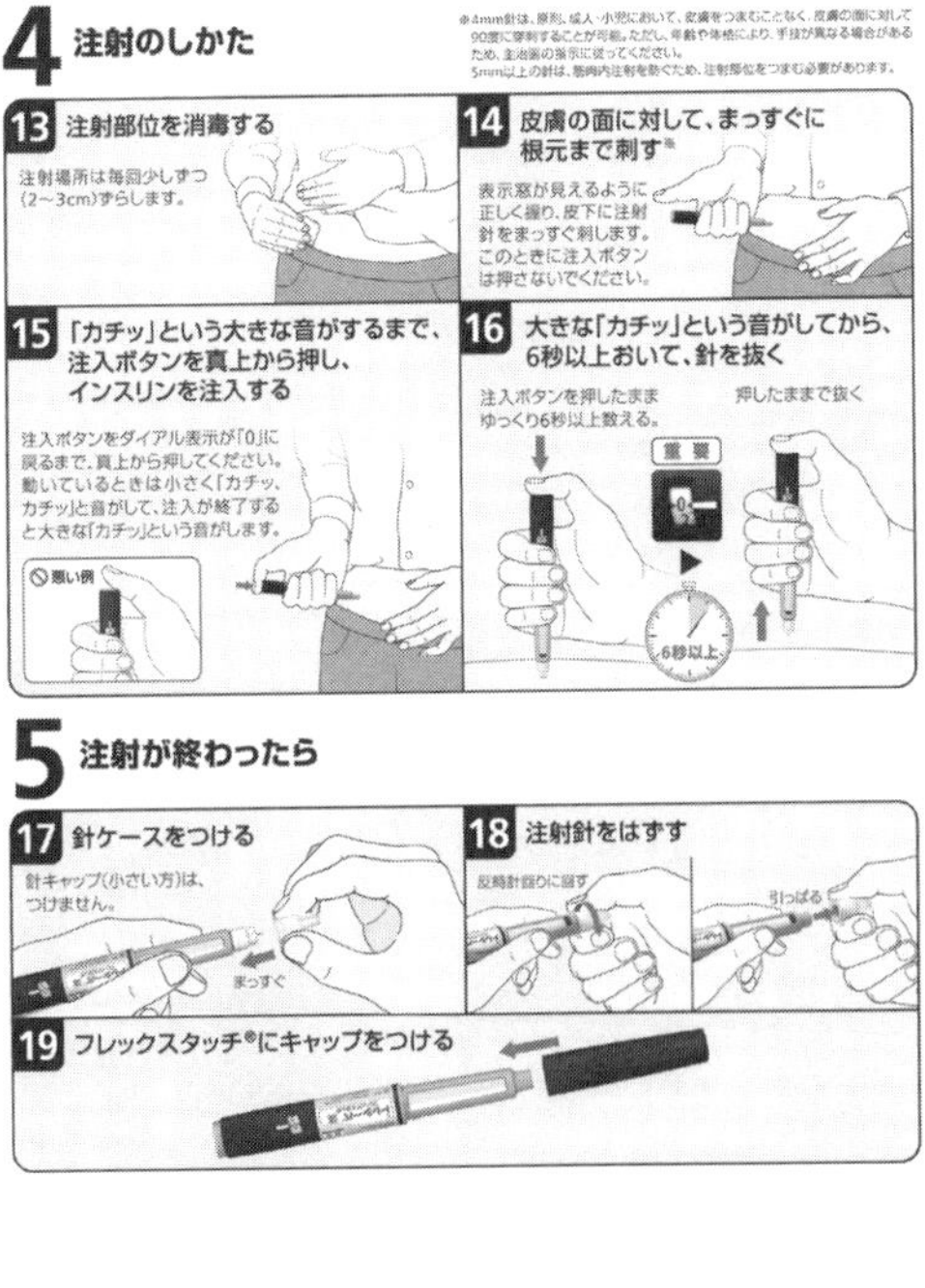
4 注射のしかた
※4mm針は、原則、成人・小児において、皮膚をつまむことなく、皮膚の面に対して90度に穿刺することが可能。ただし、年齢や体格により、手技が異なる場合があるため、主治医の指示に従ってください。
5mm以上の針は、筋肉内注射を防ぐため、注射部位をつまむ必要があります。
13 注射部位を消毒する
注射場所は毎回少しずつ(2〜3cm)ずらします。
14 皮膚の面に対して、まっすぐに根元まで刺す※
表示窓が見えるように正しく握り、皮下に注射針をまっすぐ刺します。このときに注入ボタンは押さないでください。
15 「カチッ」という大きな音がするまで、注入ボタンを真上から押し、インスリンを注入する
注入ボタンをダイアル表示が「0」に戻るまで、真上から押してください。動いているときは小さく「カチッ、カチッ」と音がして、注入が終了すると大きな「カチッ」という音がします。

悪い例
16 大きな「カチッ」という音がしてから、6秒以上おいて、針を抜く
注入ボタンを押したままゆっくり6秒以上数える。
押したままで抜く
重要
6秒以上
5 注射が終わったら
17 針ケースをつける
針キャップ(小さい方)は、つけません。
まっすぐ
18 注射針をはずす
反時計回りに回す
引っぱる
19 フレックスタッチ®にキャップをつける

自信がついたところで本番です。今度は本当にご自身のお腹にインスリンを注射していただきます。Aさんは「意外とできるなあ。思ったより簡単、痛くなかったわ。1日1回やったらまあ辛抱してうってみようかな」という感じです。

注入器はほとんどが万年筆のような大きさと形です。注入器に薬液をセットするものもありますが、最近は注入器と薬液が一体化しているものが多いです。

他に注入器の保管の仕方、針の廃棄（医療廃棄物なので）、などいくつか注意事項があります。

実際にうってみた患者さんの感想は「思ったより簡単」「針がめっちゃ細い」「思ったより痛くない」が多いです。

インスリン注射は1日に1回の注射でよいもの、食事毎にうつものがあります。

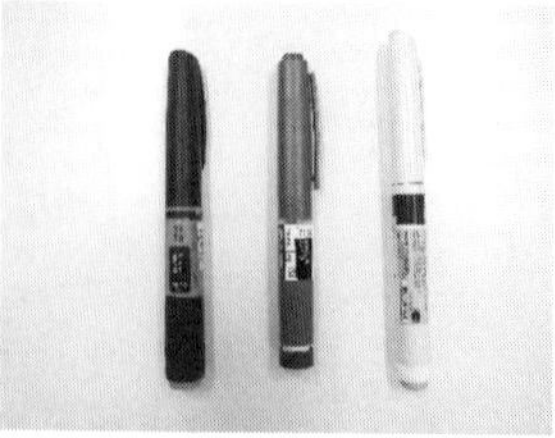
使い捨てインスリン注入器

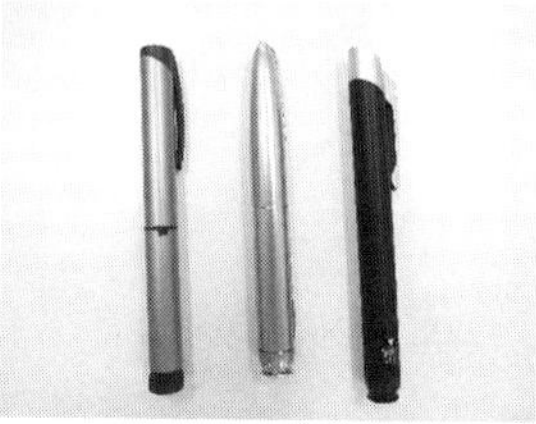
インスリンペン型注入器

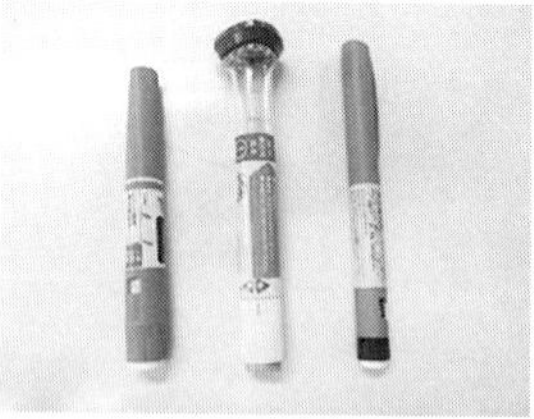
GLP-1受容体作動薬

人によりこれらを組み合わせて1日4回打つ場合もあります。

ＧＬＰ－1受容体作動薬は1週間に1回の注射でよいものもあります。このタイプの注入器は1回使いきりで家族の方でも手伝いやすいよう簡単なつくりになっています。

どんな注射（薬剤）を使うかは病状に応じて医師が正しく判断しますが、患者さんもご自分の意向をきっちりお話しください。治療は継続できないと意味がないので、十分理解、納得して取り組んでいただきたいと思います。

言いにくい時は先生ではなく看護師や薬剤師など他のスタッフにお伝えください。そのために私たちがいることも少し覚えていただけるとうれしいです。

もしも注射療法をすすめられたら百聞は一見に如かずです。とりあえず注入器に触ってみましょう。

注射療法は経済的に負担が大きいといいますが、最近はジェネリックの薬剤も増え、負担も大分軽減されてきています。あまり悩まず相談してください。


（看護師　安原孝子）

参考文献

・日本糖尿病学会編・著『糖尿病治療ガイド』2022-2023

写真提供

・ノボノルディスクファーマ株式会社
・日本イーライリリー株式会社
・サノフィ株式会社
・日本ベクトン・ディッキンソン株式会社
・株式会社メディセオ　エムシーヘルスケア株式会社

3章

運動と栄養

Q14 運動療法の効果について教えてください。

変わりつつある運動療法

2型糖尿病患者さんの治療は生活習慣の改善が必須になります。通常、食事療法で適切な栄養摂取カロリーや内容を知って食習慣を是正すること、それと同時に運動療法で体力に応じた適切な運動をすることで、生活習慣の改善を2～3か月程度試みます。それでも目標とする血糖改善が得られなかった場合には、経口血糖降下薬またはインスリン注射などの薬物療法で血糖コントロールを行うというのが基本的な考え方になります。その中でも、運動療法は、血糖値の改善をもたらし、インスリン抵抗性（インスリンの効きにくさ）の改善、糖尿病の合併症予防など多くの効果が得られることから、糖尿病診療ガイドラインにおいてエビデンスのグレードはA（強く推奨）と位置付けられています。

これまでの運動療法

2019年に糖尿病診療ガイドラインが改定され、運動療法の内容も変わりました。改定さ

◆表1　運動療法の実施（2015年のデータ）

運動療法実施率	比率(%)
運動療法をしている	52.3
以前はしていたが今はしていない	14.1
運動療法はしていない	33.6

約半数

運動療法をしていない理由	比率(%)
運動する時間がない	40.5
運動すると痛くなるところがある	21.9
運動指導を受けたことがない	13.3
そもそも運動する気がない	12.0

◎生活に取り入れづらく、継続できない
◎運動強度が高い
◎運動指導が実施されていない

（荒川聡美ほか、糖尿病58巻4号、2015より引用し一部改変）

れる以前の糖尿病における運動療法は、週150分以上の有酸素運動（ウォーキングや水泳のような継続的に行う運動）、週60分以上の筋力増強運動（スクワットや腕立て伏せのような筋肉を鍛える運動）が中心に構成されていました。

しかし、2015年に荒川先生たちが、糖尿病患者さんがどれくらい運動療法を実施しているのか調べてみたところ⑴、2型糖尿病患者さんの運動療法の実施率は52・3％と約半数くらいでした。残りの半分の患者さんは運動していない、あるいは運動していても、その運動量がガイドラインよりも少ないことがわかりました。

運動療法が実施できていない理由として、①運動する時間がない（40・5％）、②運動すると痛くなるところがある（21・9％）、が上位の2つに挙げられており（**表1**）、この結果から考えると、改訂前の糖尿病ガイドラインで推奨されている運動療法は、患者さんが確保できる以上の時間を要する場合や、患者さんによっては推奨されている運動の負荷が強すぎて、関節が痛くなるなど身体への負担が過度になってしまい、運動が実施できなかった可能性が考えられます。

糖尿病における運動療法は、患者さんそれぞれの状況や状態に応じて、生活の中に取り入れやすく、実施・継続ができるような運動の内容や時間の長さなどを考えた上での調整が必要になってきます。


少し話は変わりますが、皆さんは運動療法についてしっかりと指導を受けた記憶がありますか？　もしかしたら運動指導を受けた経験のない患者さんも少なくないかもしれません。一方で、栄養士さんからの栄養指導をしっかり受けた経験はあるように思います。

先ほどの荒川先生たちがどれくらいの糖尿病患者さんが食事指導および運動指導を受けたことがあるかを調査しています(1)。調査対象者（糖尿病患者さん）の53・3％の方が食事指導を受けたことがあり、その頻度は診察10回のうち1回程度から多い人では毎回の診察ごとに食事指導を受けていました。

一方で運動療法は55・4％の方が、運動指導を受けたことがない、または糖尿病教室などで1年に1回の指導経験と回答しています。運動指導が少ない理由として、運動の専門家（理学療法士さんや運動指導士さん）が在籍する施設は多くないこと、また、医師が診察時間内に少しだけ運動の話をする程度で十分な指導時間をとれていないことなどが原因の一つと考えられています。

糖尿病における運動療法の効果は明らかなものの、その実施率は高くないことから、運動をどうやって促進していけばいいか、その戦略は医療従事者にとっても課題となっています。

変わりつつある運動療法

先ほどもお話ししましたが、糖尿病診療ガイドラインにおける運動療法の内容は、以前は有酸素運動と筋力増強運動を中心に構成されていました。2019年の改訂より、①インターバルトレーニング（比較的強い運動を短い休憩を入れながら繰り返して行うトレーニング）と②30分に1度座位（座っている状態）を断ち切り、その時に軽い運動を行う、という2つの項目が追加となりました**（表2）**。ここで特に力を入れてお話ししたいのは、

◆表2　糖尿病ガイドラインにおける運動療法と身体不活動

改訂前	2019年改訂後
・有酸素運動	**・有酸素運動**
・筋力増強運動	**・筋力増強運動**
・NEATの増加	**・インターバルトレーニング**
	・30分に1度座位を断ち切り、軽い運動を行う
	・NEATの増加

②の「30分に1度座位を断ち切り、軽い運動を行う」についてです。

ガイドライン改定以前は運動が指導内容の中心であったのに対して、改定後には、運動とは別に、日常生活における身体活動（家事などの日常生活など）や、座っている（座位）、ゴロンとなっているというような動かない時間（これを身体不活動といいます）にも焦点が当たるようになりました。この改定は糖尿病治療における運動療法の概念を大きく変えることとなりました。有酸素運動や筋力増強運動が十分に実施できていないような糖尿病患者さんにとっても、この「30分に1回座位を断ち切り、軽い運動を行う」という項目は、かなり実施しやすい内容であるということになりますから、今後の運動療法の稼働率・継続率の向上につながる可能性を秘めています。

動かない時間（身体不活動）とその怖さ

動かない時間（身体不活動）とは寝ている時を除いて、座っている、リクライニング（もたれかかる）している、横になっているなどの時間をいいます。動かない時間（身体不活動）が健康に及ぼす影響として、以下のようなことがすでに分かっています。

1．糖尿病の発症リスクや血糖管理の悪化、心疾患や脳血管疾患の発症リスク

動かない時間（身体不活動）が長くなると早期死亡リスク（早死にする）を高めることや、

糖尿病発症リスクの増加、および糖尿病患者さんの血糖コントロール悪化、心疾患や脳血管疾患などの発症リスクを高めることがすでに明らかとなっています。

例えば、1日のテレビ視聴時間が2時間を超えると2型糖尿病の発症リスクが20％、致死性（命取りになるような）および非致死性の心疾患リスクが15％、何らかの原因による早期の死亡リスクが13％高くなることが報告されています(2)。また、身体不活動の増加と食後血糖値の上昇に関係性があることも示されています(3)。ここで重要なのは、有酸素運動やレジスタンス運動の実施にかかわらず、身体不活動は独立して健康に被害をもたらすということです。つまり、ガイドラインに示すような有酸素運動や筋肉増強運動を頑張って実施していても、それ以外の時間で身体不活動の時間が長すぎれば、さまざまな健康被害を被ってしまうということになります。このような多くの研究結果を踏まえて、「30分に1回座位を断ち切り、軽い運動を行う」という項目が糖尿病の運動療法に追加されたのです。

2．がん・認知症のリスクを高める

さらに、身体不活動とさまざまな疾患の発症に関する結果が、2012年にLancet誌という有名な学術雑誌で報告されています。さまざまな疾病に関連する要因を調整したうえで、身体不活動によって、それぞれの疾患のリスクがどれくらい高まるかを算出してみると、身体不活動は糖尿病の発症に対して20%、冠動脈疾患（狭心症や心筋梗塞）の発症に対して16%、乳がんの発症に対して33%、大腸がんの発症に対して32%、あらゆる原因を含めた早期寿命に対しては28%リスクを高めることが明らかとなりました(4)。糖尿病や心疾患だけでなく、乳がんや大腸がんまでもが身体不活動によってもたらされる可能性があります。

また、身体不活動はアルツハイマー病の発症リスクを82%も高めるなど、認知症と密接に関連していることが明らかとなっています(5)。

糖尿病患者さんのなかには運動指導を受けたあとでも、運動に取り組むことが難しく、動かない時間（身体不活動）の減少を勧められても、やっぱりしないという方は少なからずいらっしゃると思います。

「動かないと糖尿病が悪化したり、合併症になったりしてしまいますよ」と説明されるものの、痛い痒いなどの症状がない場合はなかなか行動にはつながりませんよね。この原稿で、動かない時間（身体不活動）が糖尿病だけでなく、がんや認知症をもたらす可能性があることを新しく知った方もいらっしゃるかと思います。「積極的に運動を行わないと糖尿病が悪化する」と聞いても心が動かなかったかもしれませんが、「がんや認知症になってしまう可能性がある」と聞くと心が動いたかもしれません。

まず、30分に1回、座っている時間を中断することから始めてみませんか。

（医師　勝野朋幸）

参考文献

（1）荒川聡美、他「糖尿病診療における食事療法・運動療法の現状—糖尿病患者の全国調査集計成績—」『糖尿病58巻4号（2015）』265-278

（2）Grontved, A. et al. Television viewing and risk of type 2 diabetes, cardiovascular disease, and all-cause mortality: a meta-analysis. JAMA. 305（23）, 2011, 2448-55.

（3）Dunstan, DW. et al. Association of television viewing with fasting and 2-h post challenge plasma glucose levels in adults without diagnosed diabetes. Diabetes Care. 30（3）, 2007, 516-22.

（4）Lee, IM. et al. Effect of physical inactivity on major non-communicable diseases worldwide: an analysis of burden of disease and life expectancy. Lancet. 380（9838）, 2012, 219-29.

（5）Barnes, DE. et al. The projected effect of risk factor reduction on Alzheimer's disease prevalence. Lancet. Neurol. 10（9）, 2011, 819-28.

Q15

サルコペニアとフレイルってなんですか？

加齢による衰えを予防するために

高齢化時代の診察風景

ある日のクリニックの光景。

「xxさん、診察室にどうぞ」

椅子に戻って待つこと10秒あまり、患者さんは来ず。

（あれ、聞こえなかったかな？）

もう一度立ち上がり、診察室から顔を出し

「xxさん…」と呼びかけたら、ゆっくりとこちらに歩いてくる姿が。

（時間がかかっていただけだったか…それにしてもゆっくり歩いてらっしゃる。お歳いくつになったんだっけ？）

カルテに目をやり、

（そうか75歳過ぎたんだ）

珍しくない光景です。しかしここには重大な問題が隠れているのかもしれません。

日本は超高齢化社会に突入したといわれます。

糖尿病の患者さんの高齢化も著しく、国民健康・栄養調査の結果によれば糖尿病患者さんの70％が65歳以上の高齢者、30％が75歳以上の後期高齢者であると報告されています。

加齢に伴って、さまざまな身体能力や認知機能は低下していきます。簡単にいうと心身が弱ってきます。人によっては介護が必要にもなるでしょう。

このように心身が脆弱化した状態を「フレイル」といいます。日本老年病学会はフレイルを次のように定義しています。

「高齢期に生理的予備能が低下することでストレスに対する脆弱性が亢進し、生活機能障害、要介護状態、死亡などの転帰に陥りやすい状態」

フレイルには身体的フレイル、精神・心理的フレイル、社会的フレイルがありますが、ここでは主に身体的フレイルにしぼってお話を進めていきます。フレイルの原因は加齢に伴う「活動量の低下と社会交流機会の減少」「身体機能、ことに歩行速度の低下」「筋力の低下」「易疲労性」など。イメージとしてはある年齢から引きこもりがちになり、外に出る機会が少なくなった。足元もおぼつかなくなり、少し歩くと疲れてしまう。といったところでしょうか。

動かなければ筋肉が細る、さらに動きにくくなる、という悪循環が予想されます。筋肉の加齢による衰えを「サルコペニア」といいます。これはギリシャ語のサルクス（筋肉）とペニア（減少）を組み合わせた言葉です。ヒトの骨格筋量は30歳代がピークであり、以後は年間1～2％ずつ減少するとされています。後期高齢者では若いころと比較して30～40％の筋肉がすでに失われている計算です。

慢性的に運動不足だったり、筋肉の素になる原料が足りなければサルコペニアは加速されます。高齢者においては主に活動性の低下、栄養の吸収障害や食欲不振のために骨格筋量の減少と筋力の低下が起こります。サルコペニアのある患者さんは転倒しやすく、転倒から骨折を起こすとさらに活動量が低下し、寝たきりに至る原因になります。糖尿病患者さんにはサルコペニアが高率に合併します。筋肉が減少すると体内でのインスリンの効き目が悪くなり、糖尿病の病状がさらに悪化します。

サルコペニアの診断法は？　予防策は？

サルコペニアを簡便に診断する方法は歩行速度と握力を測ることです。

歩行速度は0・8m／秒以下が基準です。もしも冒頭のエピソードで待合室から診察室までが5mあるとすれば4秒以内に到着しなければサルコペニアの疑いを持つべきでしょう。握力は男性で26kg未満、女性で18kg未満であればサルコペニアの可能性が高くなります。道具のいらないスクリーニング方法として「指輪っかテスト」というものがあります。両手の親指と人差し指で輪を作り、ふくらはぎの最も太い部分を囲みます。輪っかに隙間ができるようであれば、サルコペニアの可能性は高いと判断できます。

サルコペニアを予防するには食事療法と運動療法が大切です。一般的に年齢を重ねるとあっさりした食べ物を好みがちです。筋肉を維持するためには、がんばって肉や魚などたんぱく質が豊富に含まれる食品を食べましょう。1日に男性で60g、女性で50gのたんぱく質摂取が推奨されています。また予防には運動が必須ですが、ウォーキングだけでは不十分で、レジスタンス運動と呼ばれる筋肉に負荷をかけて筋力を維持するためのトレーニングを加えると有効です。

理想の高齢者像として、私が思い浮かべるのは国内では故瀬戸内寂聴氏、海外ではクリント・イーストウッド氏です。お二人とも次に取り組みたいことがいつまでもあるようで、このように過ごすと老化とは縁遠くなるのかな、と思います。百歳を超えても活躍された日野原重明先生も、数年先まで予定の書き込める手帳を使っておられたと聞きます。

社会との交流があり前向きに生きている方は、年齢と関係なく生き生きとして見えます。青春は心の在り方というのは有名な詩の一節ですが、サルコペニア、フレイルの予防に欠かせないのは、いくつになっても生きがいや趣味を追い求め、好奇心を失わない精神のような気がします。

（医師　渡辺伸明）

Q 16

具体的にどんな運動をすればいいのですか?

運動は自分で作る万能薬

運動はやっぱり必要?

皆さんは、採血でHbA1cの値が上がっていたら「わっ、やば…」「えっ? なんで? 何した?」と、数値が上がった原因を思い返していませんか?

「お菓子がちょっと多かったなぁ」「この時期は、どうしても果物が多くなってしまう」「最近、あんまり動いてないからなぁ」など、血糖管理には、薬の効果だけではなく、食べ物や運動のかかわりが大きいことは十分熟知されていると思います。

けれど、運動に関しては「もともと運動の習慣がなかったから億劫」「なかなか時間がとれない」「暑かったり寒かったり、天候次第で続けるのが難しい」「目的もなく歩けない」という声がよ

表1 運動療法の効果

減量	骨粗鬆症予防
血糖値改善	良眠
高血圧改善	ストレス発散
脂質異常改善	サルコペニア予防
心肺機能改善	日常生活動作向上
認知症予防	運動機能力向上
がん予防	心肺機能改善

く聞かれます。ここ最近では、「外出自粛で外に出なくなった」「ジムに行く気にならない」「ジムが休業になって運動ができなかった」など、新型コロナウイルスで行動制限のあった時期の影響も大きいようです。

とはいえ、運動療法の効果は、血糖管理のためだけではありません。**（表1）**のように多岐にわたります。

運動には、私達の健康寿命（自立した生活を送れる期間）を延ばすための効果が沢山あります。

運動しないなんてもったいない！

続かなくても大丈夫です。3日坊主でも10回繰り返せば？　そう!!　30日。気長に続けて半年、1年…。運動に関する疑問を解決して、健康寿命を延ばすために、できることから始めてみませんか。

治療は先生と薬にまかせたい?!

「運動をやめても、ちゃんと病院に行っていれば大丈夫じゃないの？　だって薬がいろいろあるでしょ。そこは先生におまかせして血糖コントロールをよくしたい」という思いにお答えします。

まず、運動をやめたら、どうなるかを考えてみましょう。

体重が増えます。ズボンのウエストがきつくなります。体形が変わった原因は、お腹周りの脂肪です。

腹空内の腸の周りに蓄えられた内臓脂肪の脂肪細胞からは、たくさんの物質を分泌していることがわかっています(1)。

正常サイズの脂肪細胞から、分泌される物質の作用には、インスリン感受性（インスリンの効きやすさ）を高める、動脈硬化を予防する、高血圧を改善するなどありますが、肥大した脂肪細胞から分泌される物質の作用には、インスリン抵抗性（インスリンの効きにくさ）を生じさせる、脂質異常を引き起こす、血圧を上昇させるなどが知られています。

体重が増加すると、肥大した脂肪細胞が多くなるため、身体を動かし、体重を適正に保つことが大切だと思います。

すべてを主治医におまかせして、運動など自身でまったく工夫しなければ、血糖管理のために、お薬が増えていくかもしれません。また、血糖管理は良くても、年齢とともに、筋肉が減り自由で活動的な生活を送ることが難しくなってくるかもしれません。

運動による体内の変化

「運動の効果ってどれくらいで現れてくるの？　何も変わってないように思うんだよね」と、運動の効果に対して実感がわかないという質問にお答えします。

運動の効果を、すぐ実感できた！という具合には、いかないかもしれません。けれど、身体は正直です。運動をはじめるとすぐ、あなたの身体の中で、変化は確実に起こっています。

運動には、ただちに効果が現れる急性効果と、じっくり効果が現れる慢性効果があります。急性効果は、糖の取り込み促進と脂肪の燃焼促進です。筋肉には、インスリンの刺激で血液中のブドウ糖を細胞内に取り込み、血糖値を下げる役割をしている蛋白質[注1]がありますが、運動によって筋肉の収縮がおこると、インスリンの刺激がなくても、血液中のブドウ糖を細胞内に取り込むことがわかっています。

インスリンの刺激と運動による筋肉の収縮によって、ブドウ糖の取り込みは筋肉内で増加します。また、有酸素運動によって、筋肉内[注2]の脂肪燃焼が、活発に行われるようになります。

しかし、この効果は、運動終了後2～3時間で消えてしまいます。

運動の慢性効果は、糖の取り込み能力を増加させ、インスリンの効きをよくする効果と脂肪燃焼がより活発に行われるようになり、脂肪の蓄積がおさえられる効果があります(2)。

注1）血糖値を下げる役割をしている蛋白質のひとつに、ＧＬＵＴ４（グルットフォー）があり、ＧＬＵＴ４はインスリンの刺激があると細胞の表面に移動して、血液中の糖を細胞内に引き込む働きをしている。

注2）筋肉内のミトコンドリア（細胞の中にあり、エネルギーを作る働きがある器官）で、脂肪燃焼が活発に行われる。

運動の種類

「一日中、家に居ることが多いです。家では、ソファーに寝転んでテレビを見ていて、ほとんど動きません。そんな生活は、自分でもちょっとまずいなぁと思ってはいるんですけどね…。運動をするなら、どんな運動がありますか?」という質問にお答えします。

まずは動きましょう。

運動を大層に考えなくても、掃除、洗濯、買い物、通勤など、日常生活にはさまざまな動きがあります。

日常生活のエネルギー消費量は、1日のエネルギー消費量の25~30%にあたります。こまめに動いて活動量を増やしてみましょう(**図1**)。

その上で、運動をやってみよう!というあなたには、効果的な運動をお伝えしましょう。

それは、有酸素運動とレジスタンス運動をミックスして行うことです。それぞれ単独で行うよりさらに効果があります。

有酸素運動は、歩行、水泳、ジョギング、自

図1 総エネルギー消費量の内訳

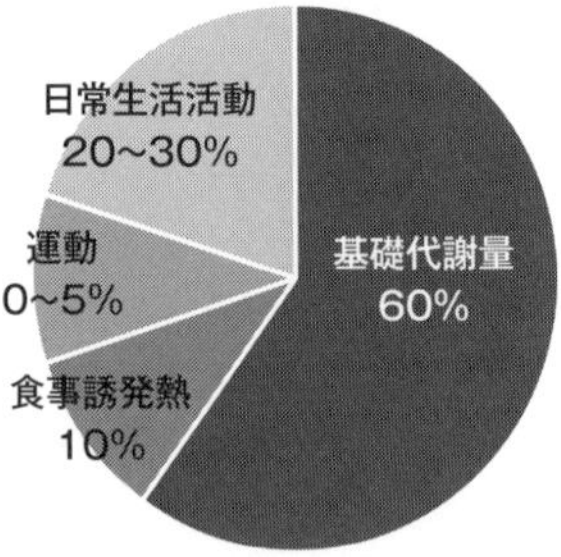

基礎代謝…人が生きていくために最低必要なエネルギー量

食事誘発熱…食事を摂ると体内に吸収された栄養素が分解され、その一部が体熱となって消費される

田中茂穂、身体活動とエネルギー代謝 日本臨床.2009.2009:6767:11 15

転車など、長時間継続できる運動で、心肺機能を高める効果があります。身体を動かすエネルギー源は、体内の糖質・脂質です。

一方、レジスタンス運動は、標的とする筋肉に抵抗（レジスタンス）をかけ、筋力・筋量を増加させる効果が期待できます。ダンベルやマシンなどの道具を用いて行う方法と、スクワットの様に自分の体重を利用して行う方法があります。

その他、片足立、体幹トレーニングなどのバランス運動は、特に高齢の方に有効な運動で、転倒予防、生活機能の維持・向上に効果があります（**図2**）(3)。

運動に適した時間帯

「今回、HbA1cの値が高かったから、1か月間、毎日走ってトレーニングしてHbA1cの値を下げたいです!! 運動するのに一番いい時間帯はいつですか?」という意欲的な質問にお答えします。

運動に適した時間は、食後1時間頃が望ましいとされています。

図2　有酸素運動、レジスタンス運動、バランス運動

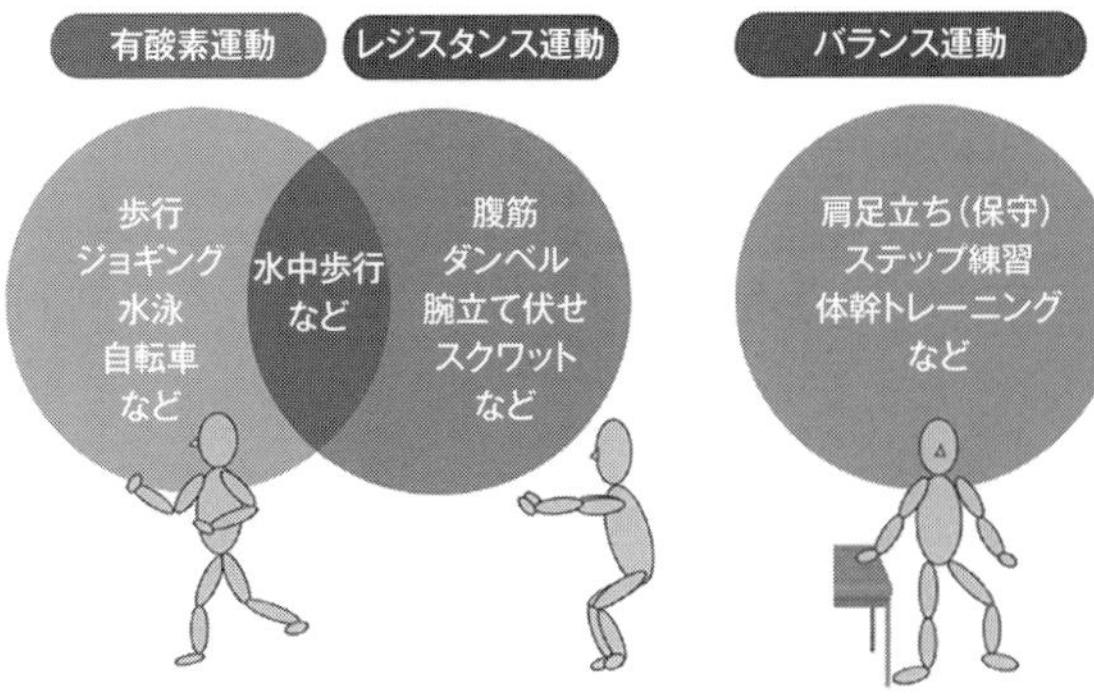

今回HbA1cの値を下げるために、運動強化作戦ですね。その意気込みは素敵です。頑張りましょう。ですが、1か月間、がむしゃらに頑張った後はどうしますか？　その勢いで続けるなら応援しますが、ピタッと止めてしまうなら残念に思います。

運動の継続時間や頻度、強度など考えて、運動を続けてみませんか？

糖質と脂肪の効率良い燃焼をねらうなら、継続時間は20分以上が望ましいとされています。頻度は、有酸素運動の場合、中強度の運動強度で週に150分以上、または週に3日以上（2日以上休まないように）行います。歩行運動の場合は、1回15〜30分間を1日2回、1日の歩数は約1万歩程度が適当とされており、レジスタンス運動の場合は週に2〜3回（運動する日が連続しないように）行うことがすすめられています(4)。

運動の時間と頻度

●有酸素運動

中強度の運動…週に3日以上（2日以上休まない）または週に150分以上

例　週に3日なら1回50分以上、毎日なら1回約20分

歩行運動………1日2回（1回15〜30分）、1日約1万歩程度

●レジスタンス運動

スクワットなど…週に2～3回（毎日しないように）

確かに、運動を開始する時間や継続時間、運動強度や頻度など、望ましいタイミングや回数はありますが、続けることが大切だと思います。普段の生活のなかで、あなたにあった運動リズムをつくっていきましょう。

あなたに適した運動強度

「運動強度？ 中強度？ って何？ 体力に自信ないんだよね～」という不安にお答えします。

運動強度というのは、運動時のきつさのことです。

運動強度の表し方には、2つの方法があります。心拍数を用いる方法と、自分の感覚を目安とした、自覚的運動強度を用いる方法です。今からその2つの方法を説明していきます。

心拍数を用いる方法には計算が必要です。「え～っ、面倒…」と即座に感じた方は、もう一つの、「自覚的運動強度を用いる方法」まで、一気にとばして読んでください。

●心拍数を用いる方法

予測最大心拍数を（220－年齢）で求め、運動強度を40％～60％に設定して、目標心拍数を計算します。運動に慣れていない場合は、運動強度を30％程度の低めに設定し、徐々に増加させるとよいでしょう。

目標心拍数は（予測最大心拍数－安静時心拍数）×40％〜60％＋安静時心拍数で求めることができます。

予測最大心拍数＝220－年齢

目標心拍数＝（予測最大心拍数－安静時心拍数）×（0・4〜0・6）＋安静時心拍数

例 55歳で安静時心拍数が65拍／分、運動強度を50％に相当する場合

予測最大心拍数＝220－55＝165

目標心拍数＝（165－65）×0・5＋65＝115拍／分

運動中に115拍／分まで上がっていれば、50％強度の運動ができていることになります。

●自覚的運動強度を用いる方法

自覚的運動強度は、どれほどきついかを自分の感覚で表します。中強度の運動とは、運動中「楽である」または「ややきつい」と感じる程度にあたり、「きつい」と感じる時には運動強度が強いので、強度を落として身体を運動に慣らしていきましょう。

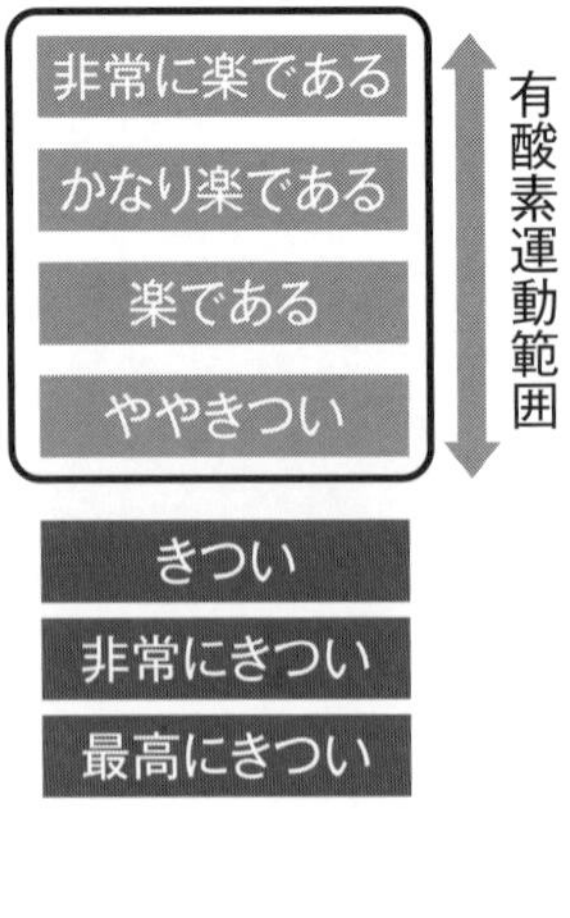

運動時の注意点

「運動するときに、気をつけることはあるの？」という質問にお答えします。

運動をしたことで、「膝や腰に痛みや違和感がでてきた」「以前より低血糖の頻度が増えた」等々、体調が悪くなっていませんか？

痛みや違和感が出てきた場合は、今頑張っている運動をすぐに中止して、他の運動に変更しましょう。

低血糖の頻度が増えた場合は、まず運動時間を、低血糖の起こりやすい早朝や食前から、血糖がピークにあたる、食後30分～2時間程度の時間帯に変えてみてください。

また、運動量が多い場合の低血糖対策には、捕食を摂りましょう。

長時間で低強度にあたる、犬の散歩やウォーキングなどを行う時の捕食には、ビスケットのような消化吸収に時間のかかるものを、短時間で高強度にあたる、ジョギングや水泳（クロール）などを行う時の捕食には、ブドウ糖を含む消化吸収の早いものがおすすめです。

運動時の注意点（合併症がある場合）

「糖尿病の合併症があります。運動をしてもいいですか？」という心配にお答えします。

合併症があっても、運動が禁止されていなければ、運動にはさまざまな良い影響があるので続けて大丈夫です。

糖尿病の三大合併症には、糖尿病性網膜症・糖尿病性腎症・糖尿病性神経障害があります。

合併症が進行している場合は、運動をすることで合併症を悪化させてしまう場合があるので制限がでてきます。合併症別に注意点や、おすすめの運動をご紹介しましょう(5)。

●糖尿病網膜症の場合

ある程度進行した、増殖前網膜症の場合には、治療を受け、安定した状態でのみ、歩く程度の運動ができます。

増殖網膜症では、積極的な運動は行わず、食事・更衣・入浴・移動など日常生活を維持する程度の活動とされています。これらは、運動による血圧の変動や血流増加で、網膜内の毛細血管から出血する恐れがあるためです。

血圧の急な上昇はよくないので、息をこらえて力む運動は行わないようにしましょう。目の合併症診断は、眼科を受診し確認してください。

●糖尿病性腎症の場合

腎症の第3期（顕性腎症期）までは、水中歩行やゆっくりとしたジョギング、ラジオ体操第2など運動強度が中等度以下のものができます。

腎不全期では、ラジオ体操第1やストレッチ、ヨガ、散歩などの運動はできますが、状態によっては調整が必要になります。

●糖尿病性神経障害の場合

知覚神経障害（触覚・痛覚・振動覚の低下）がある場合には、足のケガが悪化して「壊疽《えそ》」につながらないように、靴擦れ・タコなど異常がないか、運動後や就寝前に確認しましょう。運動時に白い靴下を履くと、靴下の汚れ具合で、足の怪我を見つけやすくなります。おすすめの運動は、足に負荷がかかって負担にならない水泳、自転車などです。

自律神経障害がある場合は、「起立性低血圧」に気をつけましょう。急に立ち上がったりするなど体勢の変化で、血圧が下がりやすいため、ゆっくり動くように心がけて下さい。神経障害が進行している場合、心拍数や血圧の上昇が鈍くなることがあるので、運動の強度を脈拍や血圧から確認することは危険です。少しでもきついと感じたり、違和感を感じるようなら運動は中止してください。

食事・更衣・入浴・移動などの日常生活動作を維持する程度の活動がよいでしょう。また、無自覚の低血糖を予防するため、運動中や運動後の血糖管理に気をつけましょう。

運動神経障害（筋力低下・バランス障害・歩行障害）がある場合は、「転倒」しないように、椅子に座って行う運動がおすすめです。

運動に秘められたさまざまな効果

「血糖管理のために運動をしていたけど、最近身体の調子がよくって、生活に張りがでてきたのよ」という、うれしい感想にお答えします。

運動＝血糖管理だけなんてもったいない。血糖管理以外の身体にうれしい効果についてみていきましょう。

●高血圧の改善効果

高血圧の改善には、薬と並んで生活習慣の見直しが大事とされています。

生活習慣の中で、運動は、食事、減塩、体重管理、禁煙、節酒と同じくらい重要です。運動を行い、内臓脂肪が減少すると、インスリン抵抗性が改善され、高血圧の改善につながるといわれています。

高血圧の改善には、有酸素運動がすすめられていますが、それに加えて、レジスタンス運動やストレッチも有効です。

息が切れるほどの激しい有酸素運動は、血圧を上昇させてしまうので控えてください。

また、レジスタンス運動やストレッチをするときも、急な血圧上昇を防ぐため、呼吸をこらえず行いましょう。運動をするときに「い〜ち・に〜い」など、数を数えるといいですよ。声を出すと、自然に呼吸を続けることができます。

●脂質異常の改善効果

中性脂肪は、身体を動かすエネルギー源として蓄えられているため、運動を行うと中性脂肪の分解を促します。分解された中性脂肪は、筋肉に取り込まれ注、エネルギー源として消費され、改善することができます。

また、運動は、脂質異常の悪化を抑制する働きがあるＨＤＬコレステロール（善玉コレステロール）を増やすことができます。

どのような運動をしても、エネルギーは使われますが、脂質異常の改善に効率的な運動は、多くの酸素を利用して脂肪を燃焼することができる有酸素運動です。

注）分解された中性脂肪は、遊離脂肪酸として血中に放出されて、筋肉に取り込まれる

●サルコペニアやフレイルの予防・改善効果

いつの頃からか、サルコペニアやフレイルという言葉をよく耳にするようになりました。なんとなく、「筋肉が減った状態のこと？」というようなイメージで漠然と理解されている方も多いのではないでしょうか。

サルコペニアは、加齢による筋肉量の低下に加えて、筋力の低下・身体能力の低下した状態をいいます。

フレイルは、健常な状態から要介護状態になるまでの中間的な段階を表します（図3）。

フレイルは、サルコペニアを含む「身体的フレイル」（筋肉量の低下や口腔機能の低下などの身体的な衰え）だけでなく、「社会的フレイル」（人との交流やつながりが減少する社会性の衰え）や、「経済的・精神的フレイル」（認知機能の低下やうつ病などの心理的な衰え）が複雑に絡みあって発生します**（図4）**。

加齢により筋肉のタンパク質合成促進が減少し[注]、筋量が低下しやすい状態になるといわれています。

また、糖尿病や肥満者でみ

図3　フレイルの概念

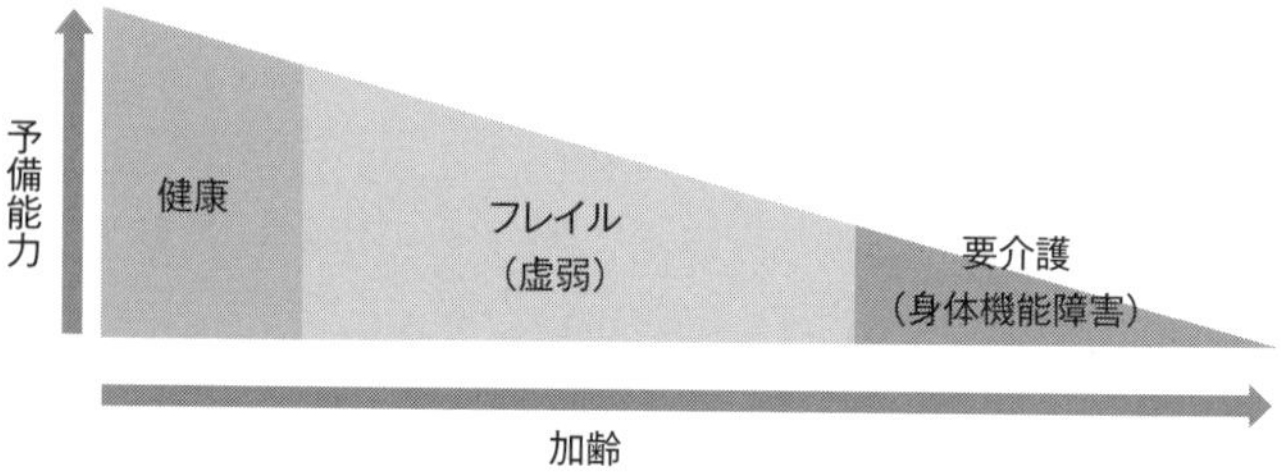

図4　フレイルの原因と構成要素

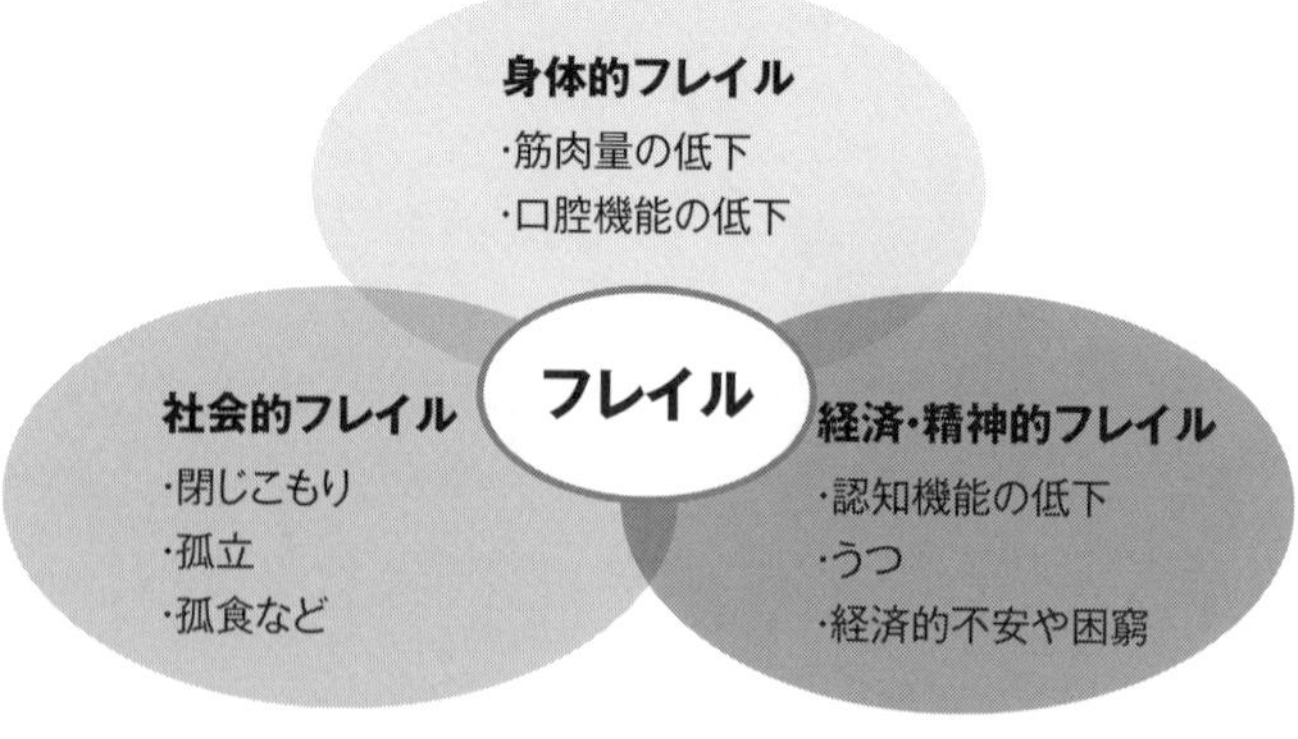

られる、高血糖や高インスリン血症そのものが、筋量を減少させるというメカニズムも明らかになりました。

サルコペニアを改善させるためには、レジスタンス運動が有効です。レジスタンス運動を行った1～2時間後、筋タンパク質の合成速度が安静時と比較して顕著に増加し、その増加は24～48時間維持されます。有酸素運動でも筋タンパク質合成速度は増加しますが、レジスタンス運動ほどの効果は期待できません。

筋タンパクの合成には、運動の他に大切なことがもう一つあります。それは、適切な栄養です。栄養の説明は食事の項目を参考にしてください。

注）加齢により筋肉のタンパク質合成促進作用をもつ成長因子Ｉ（ＩＧＦ－１）が減少

●骨粗鬆症の予防・改善効果

骨の強さを表す骨強度は「骨量（骨密度）」と「骨質」で組み立てられており、よく鉄筋コンクリートの建物に例えられます。

一般的になじみのある骨量（骨密度）とは、骨を構成するカルシウムなどのミネラル成分の詰まり具合、密度のことで、硬い

図5　骨量（骨密度）と骨質の関係

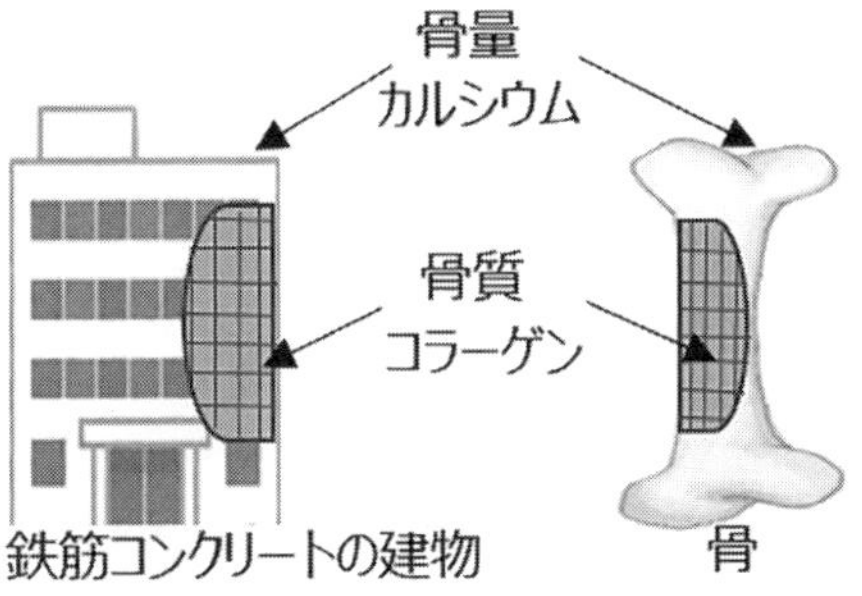

コンクリートにあたります。また、骨質とはコラーゲン（タンパク質の一種）で作られる骨の質のことで、コンクリートを内側から補強する、鉄筋のようなものにあたります（図5）。

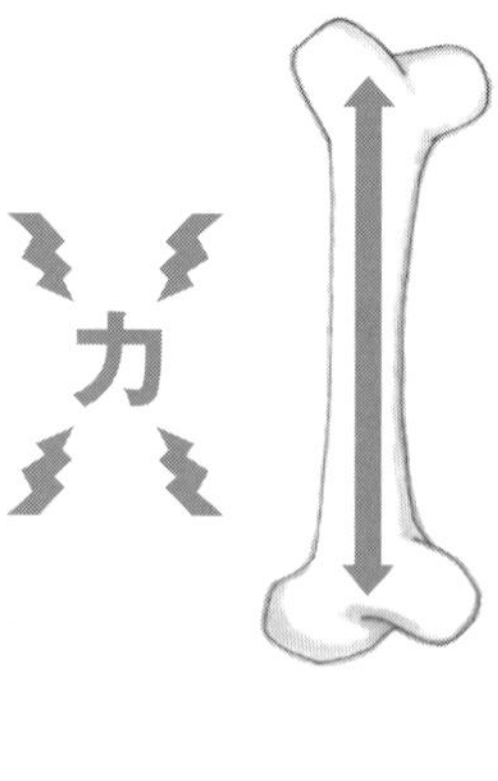

骨は、骨量（骨密度）と骨質とがバランスよく組み合わさって、その強度を保っています。

高血糖が続くと、コラーゲンがうまく作られず、骨のしなやかさが失われます。また、インスリン抵抗性が骨芽細胞（新しい骨をつくる細胞）の働きを抑制して骨の形成を低下させます[6]。

骨粗鬆症の改善には、カルシウムを摂取したり、日光を浴びて、カルシウムの吸収を促すビタミンDを増やすことも有効ですが、運動で、骨に刺激を与えることも効果があります。

骨は、長軸方向（縦）に対して力が加わると、その刺激が骨に伝わり強さが増すといわれており、ウォーキングやジョギングといった有酸素運動がすすめられます。

その他、骨は腱を介して筋肉とつながっています。レジスタンス運動によって筋肉を動かす運動も、骨に刺激を与えることができます。

●認知症予防・進行抑制効果

運動が認知症予防、進行の抑制に働く仕組みは明らかになっていませんが、定期的な有酸素運動は認知症発症予防と関連があるとして、認知症疾患診療ガイドラインでも推奨されています(7)。

運動によって、心臓の機能がアップし、脳の血流が増加します。その他に、神経の形成や神経の防衛に関するたくさんの要素が関わって、記憶・思考・反応・動作などが改善するといわれています(8)。

糖尿病の場合、血糖値の変化は脳の活動に大きな影響を与えます。

高血糖が続くと、酸化ストレス（酸化反応によって細胞が傷つけられる有害な作用）や、AGEs（エージーイーズ）注という有害物質などが、脳の神経細胞を障害し、徐々に認知機能が低下する一方で、低血糖は脳のエネルギー不足による意識障害をひき起こし、繰り返す低血糖は脳の神経細胞を障害し徐々に認知機能が低下するといわれています。

注）AGEs（エージーイーズ）：タンパク質に糖が結び付く糖化という現象で作られます。老化や高血糖によりAGEsは作られ、元には戻らない不可逆と考えられています。

●癌予防・進行・再発抑制・緩和効果

国立がん研究センターの研究報告によると、男女とも身体活動量が高い人ほど、なんらかの癌になるリスクが低下しているといわれています。

また、同センターの「科学的根拠に基づくがん予防法」の中には、「喫煙」「飲酒」「食事」「身体活動」「体形」「感染」の6つの項目について示されています。

身体活動は、歩行などの有酸素運動がすすめられており、体重は適正な範囲に維持するように管理するとあります(9)。

また、癌と告知をうけても、身体活動量が多い人の方が予後がよく、死亡率や再発率が低いといわれています。

●うつ改善効果(気分改善効果)

運動が、うつ症状に対して効果があるという仕組みは、すこしずつ明らかになってきているものの、完全にはわかっていません。

しかし運動は、うつ症状で低下した神経活動を活性化する可能性があるといわれており、筋力増強・全身の持久力の改善・気持ちの落ち込みや不安の軽減が期待でき、生活の質向上につながると考えられています。

また、運動によって得られる程よい疲労感から睡眠の改善が望めます。

規則正しい睡眠をとれるようになることが、うつの症状の改善を導く可能性があるといわれています(10)。

運動不足の方へ

運動を大層に考えず、じっとしている時間を減らす生活に変えてみませんか?

できれば10分歩くための1歩をふみだしてみませんか？　10分といえば、約1000歩。平均的な距離は600～700ｍ。ぜひ、お気に入りの10分コースを見つけてみてください。

運動に取り組んでいる方へ

気候や天候によって、屋外で運動ができない時があります。また、年齢を重ねると膝が痛い・腰が痛いと身体に変化がでてきます。

そのような時の運動不足解消法として、ラジオ体操をおすすめします。ラジオ体操第1は、誰でもなじみのある体操で、室内でいつでもできる、全身運動エクササイズのひとつとして、当院の掲示や院内のモニターでもお勧めしています。

ラジオ体操第1（4・0メッツ注）は、パドルボート（足で漕ぐボート）や卓球、パワーヨガや速歩と同じ強度があります。又、座位でのラジオ体操（2・8メッツ）は、社交ダンス（ワルツ・サンバ・タンゴ）や太極拳、バレーボールやボウリング、ピラティスと同じ強度があります。是非お試しください。

（管理栄養士　是兼和子）

注）メッツとは安静時のエネルギー消費量を1メッツとして、その何倍のエネルギーを消費するかを示す運動強度の単位

（１）宮崎滋「診療ガイドライン at a glance 肥満診療ガイドライン２０１６」日本内科学会雑誌２０１８ １０７（２） Ｐ２６４
（２）高本偉碩ほか「運動とインスリン抵抗性」『糖尿病』２００４ 47（８） Ｐ６２２‐６２５
（３）糖尿病学会編・著「運動療法」『糖尿病治療ガイド２０２０‐２０２１』文光堂 ２０２０ Ｐ52‐57
（４）糖尿病学会編・著「運動療法」『糖尿病治療ガイド２０２０‐２０２１』文光堂 ２０２０ Ｐ52‐57
（５）後藤由夫監修、阿部隆三編集「29 運動療法のコツ（２）合併症のある人の運動」糖尿病ネットワーク １９７７ https://dm-net.co.jp/seminar/（参照 2022.7.18）
（６）骨粗鬆症の予防と治療ガイドライン作成委員会「続発性骨粗鬆症」『骨粗鬆症の予防と治療ガイドライン２０１５年版』ライフサイエンス出版 ２０１５ Ｐ１３０‐１３１
（７）「認知症疾患治療ガイドライン」作成委員会編『認知症疾患診療ガイドライン２０１７』日本神経学会監修 医学書院 ２０１７ Ｐ１３３
（８）佐藤正之「認知症に対する運動療法の効果とそのメカニズム」『リハビリテーション医学』２０１８ 55（８） Ｐ６５８‐６６３
（９）がん対策情報センター『科学的根拠に基づくがん予防』国立研究開発法人国立がん研究センター ２０２２・７・21 https://ganjoho.jp（参照 2022.8.1）
（10）武田典子ほか「うつ病運動療法の現状と展望」『ストレス科学研究』２０１３（28） Ｐ20‐25

Q17 何をどれだけ食べたらいいですか？

食事療法のポイントお伝えします

糖尿病の治療方法には、①食事療法、②運動療法、③薬物療法（経口血糖降下薬・インスリン注射など）の3つの方法があります。その中でも食事療法は、糖尿病治療のいちばん大事な土台であり、どのような治療をしている人でも必ず行わなければならない治療の基本です。

血糖コントロールには、食事療法が不可欠になります。

食事療法の目的は「良好な血糖コントロールを保ちながら、さまざまな合併症を防ぐ」ことです。飲み薬のある人もない人も、インスリン注射をしている人もしていない人も、太っている人も痩せている人も食事療法が一番大事な治療方法になります。私たちは食べものから栄養を得て生きています。

栄養とは、生物が体外から食物を取り入れて成長や活動に役立たせることです。栄養の源になる食物を栄養素といいます。栄養素をバランスよく1日3回（朝・昼・夕）、毎日、美味しく楽しく食べることは一生続きます。ポイントを知って無理なく食事療法を続けましょう。

では、その大切な食事療法のポイントについて見ていきましょう。

わたしはどれだけ食べたらいいの?

糖尿病の食事に対してどんなイメージをお持ちでしょうか。男性はいっぱい食べてもいいのかな? いっぱい動く人はどれだけ食べてもいいのかな? など疑問に思うことはないでしょうか。「お腹いっぱい食べていたらダメですよ。適正な摂取エネルギー量の食事をしなさい」など聞いたことがあるかもしれませんね。男性や女性、身長の高い人や低い人、運動して活発な人や、おうちの中で過ごすことが多くあまり動かない人など、皆さん違いがあるように1日に必要なエネルギー量は異なります。

ここでは「わたしはどれだけ食べたらいいの?」についてお伝えします。

わたしの1日に必要なエネルギー量(エネルギー摂取量と記載)は、わたしの目標体重*1(kg)とわたしのエネルギー係数*2(kcal/kg目標体重)から計算することができます。目標体重は、65歳未満の場合は、身長(m)の2乗に22をかけた数字です。65歳以上の場合は身長(m)の2乗に22~25をかけた数字になります。65歳以上の場合には幅がありますね。これは、総死亡率が最も低いBMI(体格指数:知って得!BMI)は年齢によって異なり、一定の幅があることから考慮されています。エネルギー係数(kcal/kg目標体重)は、左記[*2]を参照ください。

例えば、あなたが50歳、174㎝、デスクワークの仕事をしている方としたら、エネルギー摂取量（㎉）は、（1・74ｍ×1・74ｍ×22）×30㎉／kg目標体重≒2000㎉となります。
エネルギー摂取量だけを気にして、偏った食事になっては、目的からずれてしまいます。「良好な血糖コントロールを保ちながら、さまざまな合併症を防ぐ」ために、次はバランスを見ていきましょう。

エネルギー摂取量（㎉）＝目標体重[*1]（kg）×エネルギー係数[*2]（㎉／kg目標体重）

＊1　目標体重：65歳未満［身長（m）の2乗］×22
65〜74歳［身長（m）の2乗］×22〜25
75歳以上[*3]［身長（m）の2乗］×22〜25
＊3　75歳以上の後期高齢者では現体重に基づき、フレイルなど個人の状況評価を踏まえ、適宜判断する。

＊2　エネルギー係数：軽い労作（大部分が座位の静的座位）目標体重1kg当たり25〜30㎉
普通の労作（座位中心だが通勤・家事・軽い運動を含む）目標体重1kg当たり30〜35㎉
重い労作（力仕事、活発な運動習慣がある）目標体重1kg当たり35㎉

（参照文献：日本糖尿病学会編・著　2022‐2023『糖尿病治療ガイド』文光堂、2022、P49‐50）

知って得！ BMI

BMI（Body Mass Index）はボディマスインデックスと呼ばれ、身長と体重から導き出される肥満度を表す体格指数です。肥満度を表す指標として国際的に用いられています。肥満の判定基準は国によって違いがあります。健康維持のためにも、普段から自分のBMIを知っておきましょう。

BMI＝［体重（kg）］÷［身長（m）の2乗］

判定基準：

低体重		18・5未満
普通体重		18・5以上25未満
肥満度	1度	25〜30未満
	2度	30〜35未満
	3度	35〜40未満
	4度	40以上

［日本肥満学会］

判定基準：

痩せすぎ		16未満
痩せ		16〜16・99
痩せぎみ		17〜18・49
正常範囲		18・5〜24・99
前肥満		25〜29・99
肥満度	1度	30〜34・99
	2度	35〜39・99
	3度	40以上

［世界保健機構（WHO）］

表1　目標とするBMIの範囲（18歳以上）

年齢（歳）	目標とするBMI（kg/㎡）
18〜49歳	18.5〜24.9
50〜64歳	20〜24.9
65〜74歳	21.5〜24.9
75歳以上	21.5〜24.9

厚生労働省が国民の健康の保持・増進を図る上で摂取することが望ましいエネルギー及び栄養素の量の基準を定めている「日本人の食品摂取基準２０２０年度版」では「目標とするＢＭＩの範囲」を年齢別に設定しています。表１を参照ください。

栄養バランス整っていますか？

適正な摂取エネルギー量の食事をするために、よく「栄養バランス良く食べましょう」と言われることがありますね。栄養バランスを整えるためには、①主食 ②主菜 ③副菜をそろえる必要があります。①主食とは、ご飯・パン・めん類など炭水化物を多く含む食品です。②主菜とは、肉・魚・卵・大豆製品などたんぱく質を多く含む食品です。③副菜とは、野菜やきのこ・海藻・こんにゃくなどビタミンやミネラルを多く含む食品です。これらの主食＋主菜＋副菜を揃えることにより、三大栄養素（炭水化物・たんぱく質・脂質）を過不足なく揃えることができます。

これらの食べ物にはそれぞれ役割があります。炭水化物（糖質）を多く含む食品は、身体を動かす大切なエネルギー源です。たんぱく質を多く含む食品は、主に筋肉をはじめ皮膚や爪、血液など身体のさまざまな部分を作るために必要な栄養素です。身体の機能を維持するために欠かせません。食事の時はいつも「片手の手のひら分のたんぱく質」を取り入れましょう。※腎機能低下がある方は医師・管理栄養士にご相談ください。脂質を多く含む食品はエネルギー源になるとともに、身体の細胞膜などを作ります。摂り過ぎは肥満の原因になってしまいます。ビタミン・ミネラルを多く含む食品は、身体の調子を整える栄養素です。カルシウムは骨や歯を作る栄養素です。食物繊維は、血糖値の上昇を抑えます、お腹の調子を整えるとともに、満腹感にもつながります。

理想の栄養素バランスの目安は、1日必要エネルギー量に対して、炭水化物50～60％（1600㎉の場合→1日当たり200g～240g）、たんぱく質20％（1600㎉の場合→1日当たり80g）、脂質25％未満（1600㎉の場合→1日当たり44g未満）になります。

●血糖値を上げにくくする食べ方の3つのコツ

ここからは、食べ方と血糖値についてのお話です。食事をすると血糖値は上昇します。短時間にたくさん食べると血糖値は急上昇し、空腹時間が長く続くと血糖値は低下します。この血糖値の急上昇や低下が繰り返されると、血管へのダメージも大きくなってしまいます。血糖変動の幅を小さく保つことが食事療法の目的の一つになります。糖尿病では、食事を食べたときに血糖値が上がり過ぎないように食べ方を工夫する必要があります。

次の3つのコツを覚えてください。

コツその1、1日3食規則正しく食べる。

食事を抜くと次の食事でまとめ食いになりやすく、遅い時間の食事は次の食事時間までの間が短くなり、血糖値が上がりやすくなります。

コツその2、食事は、よく噛んでゆっくり15～20分かけて食べる。

脳にある満腹中枢が刺激され満腹感を得るまでには20分程度が必要です。噛む回数とも密接に関係しており、よく噛んで食事時間を長くすると満腹感を感じやすくなります。あまり噛まない早食いでは、満腹感を得られにくく結果的に多く食べることになってしまいます。

コツその3、1回の食事量は1日のエネルギー摂取量1／3量を目安に食べる。

せっかく3食をバランスよく食べても、1回の食事量が多すぎると血糖値が上がってしまい血糖コントロールの上下幅が大きくなってしまいます。できるかぎり、1日3食同じ量を食べるようにしましょう。

知って得！

減量は摂取と消費の引き算で

体重測っていますか？　体重は、いちばん身近な健康のバロメーターです。体重測定は減量の第一歩になりますので、自宅で体重を測っている方は、ぜひ続けてください。測ってはいるがなかなか減らないという声をよく耳にします。体重変化は、摂取カロリーと消費カロリーが関係しあっており、摂取カロリーが消費カロリーより多ければ体重増加になり、摂取カロリーが消費カロリーより少なければ、体重減少になります。シーソーのような関係ですね。美味しい食事を、お腹いっぱい食べていませんか？　また、座っている時についつい甘い物を食べていませんか？　これらは、摂取カロリーに加わっていますね。逆に、ラジオ体操をやっているよ。休みの日は外に出るようにしてウォーキングしていますって方は、しっかり消費カロリーがありますね。ジッと座っていることが増えていませんか？

さぁ、ご自身の摂取カロリーと消費カロリーを振り返ってみてください。

例えば、

せんべい2枚を減らすとマイナス80㎉減↓

体重減少＝摂取カロリー＜消費カロリー

ラジオ体操と速歩き15分実施で約80㎉減↓

体重減少＝摂取カロリー＜消費カロリー

両方を6か月間続けると2㎏の減量ができます（図1参照）。

図1　例えば、体重65㎏の人が半年で2㎏減量するには、毎日80Kcal減らすことが必要です。

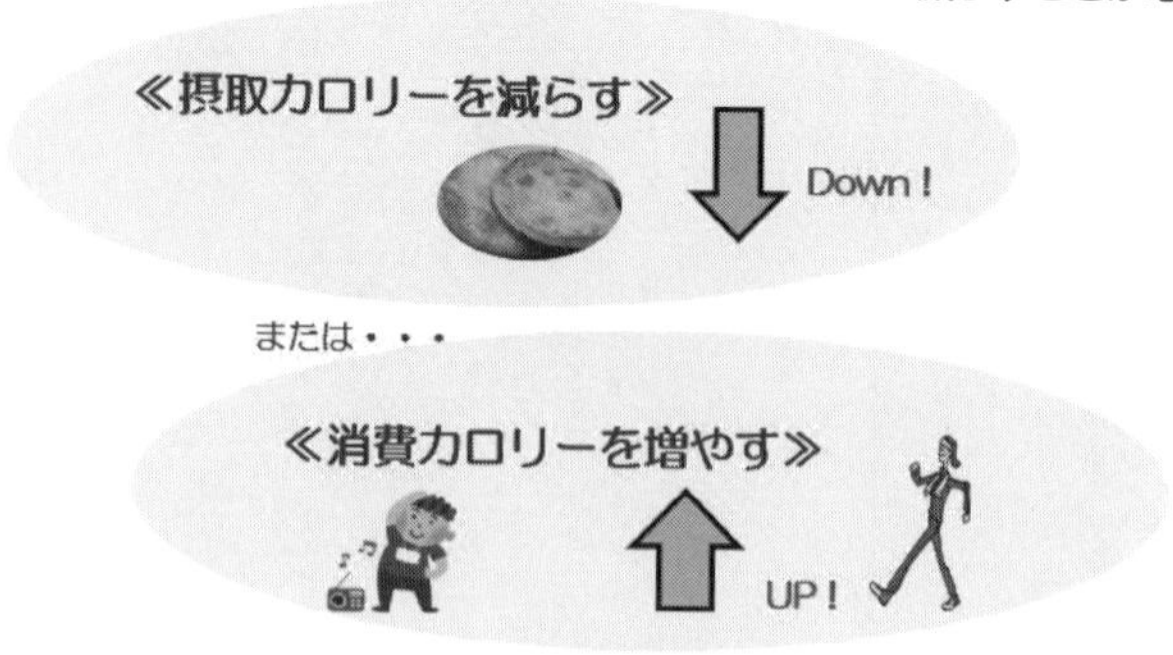

糖尿病だから食べたらいけないものってあるの？

基本的に食べてはいけないものはありません。けれども、適正なエネルギー量と栄養バランスの調整は必要です。ここからは、食べ方の工夫をチェックしましょう。

血糖値が上がりやすい食品を食べすぎないように注意が必要です。血糖値を上げやすい食品は、ご飯・パン類・めん類・いも類（じゃが芋・さつまいもなど）・かぼちゃ・砂糖やはちみつなどの甘味料・甘いデザート類・お菓子類などです。主食中心のメニューではなく、主菜や副菜もそろえて栄養バランス良く食べましょう。

次に、外食する時の注意点を見ていきましょう。コロナ禍をきっかけに食事形態が変わってきています。外食が減り、内食（自宅で料理される方）や中食（弁当や総菜を購入し自宅などで食べる）が増えています。外食メニューは一般的にカロリー量が多いのです。野菜が少なく炭水化物や脂質が多くなります。

●外食時に気をつけたいコツ

コツその1　たんぱく質、野菜、主食をバランス良く。

コツその2　油や砂糖の量が多くなりがちです。和食では砂糖やみりん、洋食では肉の脂や料理に使われるバターや生クリームなどが多くならないようにしましょう。メニュー表に記載されている栄養量表示を参考にしましょう。

コツその3　しっかりと味付けされていることが多いです。まずは、調味料をかける前に、そのままの味付けで食べてみましょう。

お酒は飲んではだめなの？

飲酒は、医師に確認しましょう。血糖コントロール不良の場合は、基本的に禁酒となります。アルコール飲料は、製造方法によって「醸造酒」「蒸留酒」と「混合酒類」に分類されます。

焼酎やウイスキーの蒸留酒は、糖質量がゼロですが、ビール・日本酒・ワイン・カクテル・サワーなどの醸造酒は、糖質を多く含み血糖値を上げてしまいます。

表2　アルコール20g換算あたりのエネルギー量と糖質量

	ウイスキー ダブル1杯（60㎖）	日本酒 1合（180㎖）	赤ワイン グラス2杯（200㎖）	ビール 中ビン1本（500㎖）
エネルギー量（kcal）	140	193	136	195
糖質量（g）	0	9	0・4	15・5

アルコールの摂取目安量で比べると、ビールはエネルギー量も糖質量も一番高くなっています（表2）。糖質オフや糖質ゼロを利用するのもいいですね。ウイスキーや焼酎は糖質量ゼロです。ウイスキーを炭酸水で割ったハイボールも、糖質量はゼロです。が、コーラーやジンジャエールなど甘いもので割った場合は、糖質量もエネルギー量も高くなり血糖値も体重も増加に繋がりますので注意が必要です。

〔ビールの糖質オフと糖質ゼロの違い〕
糖質オフ　一般の同等の製品と比べた時に糖質量が25％以上の軽減
　　　　　糖質量がビール100㎖あたり2・5g以下
糖質ゼロ　糖質量がビール100㎖あたり0・5g未満

また、お酒と一緒に食べるあてには、味が濃く塩分が多かったり揚げ物で脂質が多かったりする傾向があるので工夫が必要です。

●飲酒の適量

「健康日本21（アルコール）」によると、「節度ある適度な飲酒」については、1日平均純アルコール量※1において約20g程度です。（注意！）女性・高齢者（65歳以上）は成人男性に比べ少なめに。

※1　純アルコール量＝酒の量（㎖）×（度数（％）÷100）×0・8（比重）

例　缶ビールロング缶（500㎖）、アルコール度数5%の場合、500㎖×（5%÷100）×0・8＝20g

（参考資料：厚生労働省「健康日本21（アルコール）」）

（参考資料：文部科学省『日本食品成分表2020年度版（八訂）』）

知って得！　食べる順番の鉄則

食べる順番のお話です。

患者さん「食事を食べる時は、野菜から食べているのですよ」

栄養士「それはいいことですね～」

食事は野菜から食べたほうが良いと聞いたことがある方も多いことでしょう。

野菜（Vegetable）を先に食べる「ベジファースト」はよく知られていて、米飯を食べる前に野菜やキノコ・海藻など食物繊維の多い食品を食べると、小腸からの糖の吸収を抑制して食後の血糖値の急上昇を防ぐという食べ方です。

もう一つ「カーボラスト」という言葉もあります。カーボはご飯などの炭水化物（Carbohydrate）のことで、野菜や主菜（肉、魚、卵、大豆製品など）を先に食べて、その後に炭水化物（カーボ）を食べる、つまりカーボラスト。

ご飯と魚と肉の食べる順番を比べたところ、魚や肉を先に食べてからご飯を食べたほうがインクレチン※（GLP－1・GLP）というホルモンが分泌されることで、食後の血糖値の上がり方が緩やかになることがわかっています（図2）。

※インクレチン：食事を摂ると小腸から分泌されるホルモンで、膵臓に働きかけてインスリンの分泌を促したり、グルカゴン（血糖を上げるホルモン）の分泌を少なくする働きがあります。

どちらにしても、野菜やおかずを食べ終わった後に、白いご飯を食べることは極端で食べにくく、漬物やふりかけが加わり塩分の摂り過ぎにつながります。

血糖値が急激に上がりやすい炭水化物から食べ始めるのではなく、野菜やおかずから食べ始め、途中から炭水化物を食べて最後は一緒に終わるようにできるといいですね。

目的は「良好な血糖コントロールを保ちながら、さまざまな合併症を防ぐ」ことです。

図2　魚・肉を先に食べたときの食事前後の血糖値

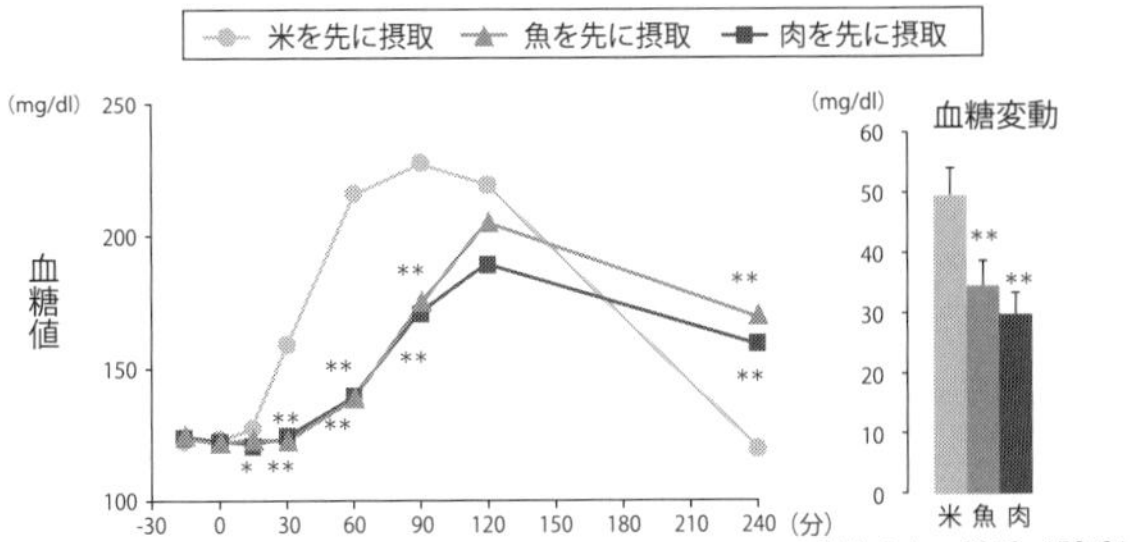

Diabetology2016：453-61

高齢者の低栄養とフレイル・サルコペニア予防って食事に関係あるの？

日本人の食事摂取基準2020年度版で改定がありました。「日本人の食事摂取基準」とは、厚生労働省が健康増進法に基づき、国民の健康の保持・増進を図る上で摂取することが望ましいエネルギー及び栄養素の量の基準を示しています。変更点①ＢＭＩの範囲が、高齢者の低栄養やフレイル予防を考慮して50歳以上において、50〜64歳、65〜74歳、75歳以上へと3つの区分に細分化されました。変更点②高齢者のフレイル予防の観点から、65歳以上のたんぱく質の目標量の下限が13％から15％に引き上げられました。

年齢を重ね高齢者になっても、美味しく楽しく食べる食事療法は今までと同じです。

でも、今までと違って注意したいことが「低栄養」と「フレイル」、そして「サルコペニア」。

そうです、どこかで聞いたことのある言葉ですね。

「フレイル」「サルコペニア」の詳しい言葉の意味については、運動の項目（１４０ページ）を参照してください。

加齢により食欲が低下することによって低栄養状態になり、筋肉量が減少するとしたら「身体的フレイル」になります。すると、筋力・体力が低下して外出する気がなくなり「精神・心理的フレイル」になります。その結果、引きこもりになってしまい「社会的フレイル」になってしまうという関係です。フレイル予防には、食事と運動、そして社会参加を楽しむことが大切です。ここでは、3つのポイントをお話ししましょう。その①は、栄養バランスのよい食事を摂ること。つまり、食事の時には、主食と主菜と副菜が揃うようにしましょう。その②は、適度な運動（有酸素運動）をすること。1日5000歩を目指したウォーキングがおすすめです。また、自宅など室内においては、ラジオ体操などのトレーニングができますね。その③は、社会参加の機会を増やすこと。地域の集まりや趣味の会などに積極的に参加しましょう。

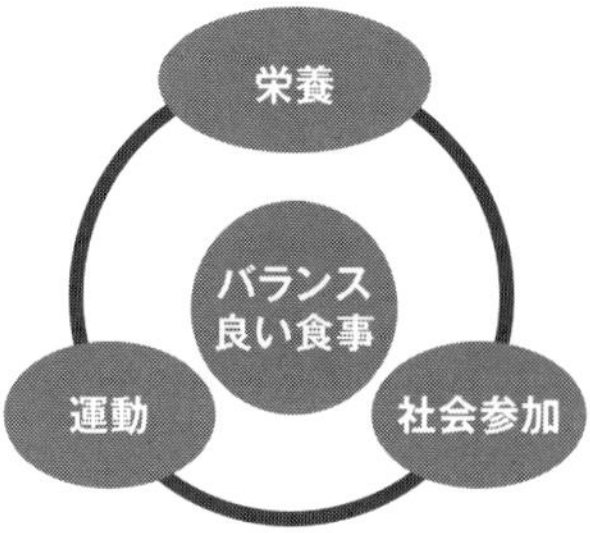

ポイント①

栄養

栄養バランスの良い食事を摂ろう!

ポイント②

身体活動

ウォーキングなどで今より10分多く
身体を動かそう!

ポイント③

社会参加

趣味・ボランティアなどに参加しよう

（参考文献：厚生労働省ホームページ）

次に、サルコペニア予防についてのお話です。年齢を重ねると共に、歩くのが遅くなった（横断歩道を渡りきれない）なぁとか、手すりにつかまらないと階段を上がれないなぁ、あるいはペットボトルのキャップを開けにくくなったなぁと感じませんか。筋力の維持に大切な栄養は「たんぱく質」です。

筋肉を効率よく増やすためには、運動と栄養（たんぱく質）の両方が重要です。

筋肉はたんぱく質でできており、合成と分解が常に繰り返されていますので、各食事から適量のたんぱく質を摂り、筋肉への合成を活発にすることが必要です。たんぱく質は、肉・魚・卵・大豆製品・牛乳などに多く含まれます。いろいろと組み合わせて、バランスよく食べましょう。

●どれくらいたんぱく質が必要なの？

さて、必要なたんぱく質のお話です。一般的に成人の場合は、1日に体重1kgあたり、たんぱく質1～1・2gが目安です。体重が60kgの方では、1日に約60～72gが必要です。しかし、サルコペニアやフレイルの予防として筋肉を増やす必要がある場合は、1日に体重1kgあたり1・2～1・5gが目安となります。体重60kgの方では、1日に72～90gのたんぱく質を摂る必要があります（※腎機能低下がある方は、医師にご相談ください）。

毎食時に必要なたんぱく質目安量は、片手の手のひらの大きさ程度です。

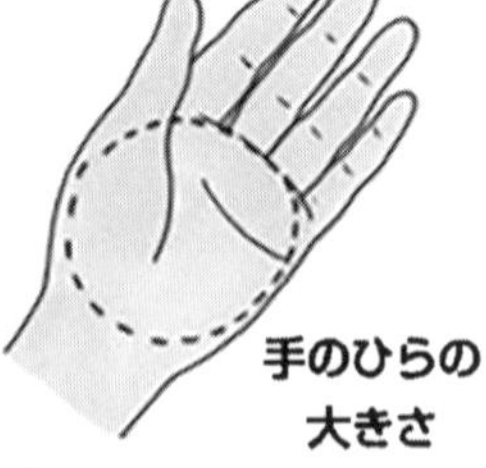

このたんぱく質は、栄養バランスの項目でお話しした、主菜に当てはまります。毎食、食事をするときは片手の手のひらの大きさ程度の肉や魚、卵や大豆製品を食べるようにしましょう。

●腎機能低下がある場合の摂取たんぱく質量について

三大栄養素である炭水化物・脂質・たんぱく質を代謝する際、炭素（C）・水素（H）・酸素（O）からできている炭水化物と脂質は、下図のようにエネルギー源として燃えて体内で利用されます。その結果、水（H_2O）と二酸化炭素（CO_2）が発生し、水は尿や汗などとして、また二酸化炭素は呼気として体内から排出されます（**図3**）。

一方、たんぱく質は、窒素（N）を含みますのでエネルギー源として燃えた後は、水と二酸化炭素以外に窒素化合物（尿素窒素や尿酸などの老廃物）が発生

図3

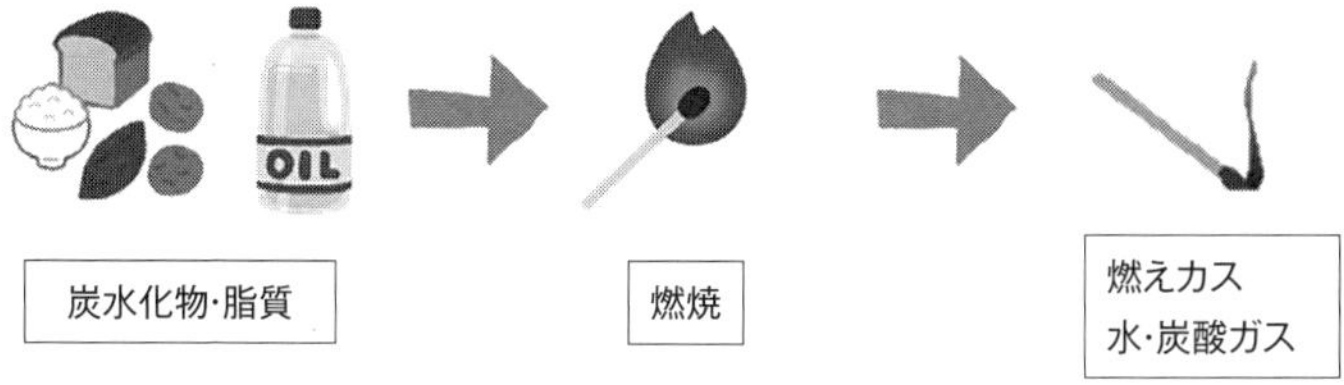

図4

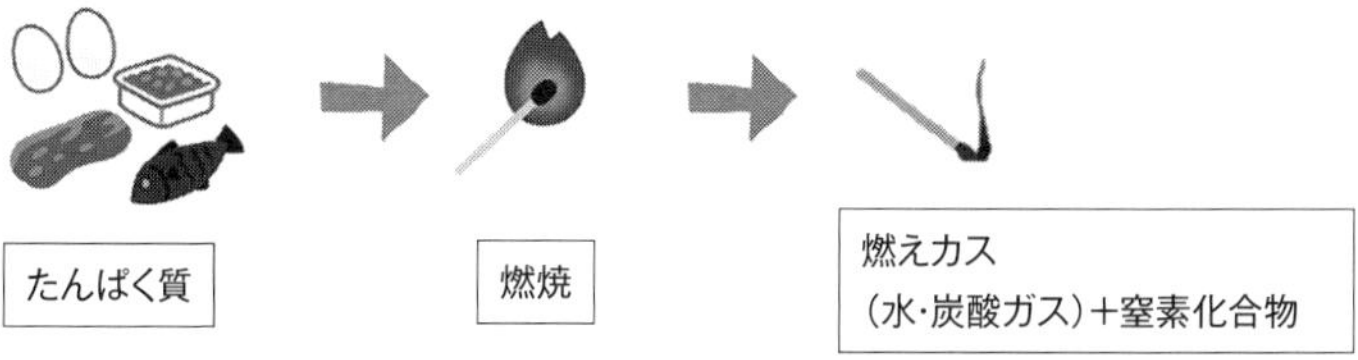

します（図4）。これら老廃物は、腎臓を介し、ろ過されて尿として体外へ排泄されます。腎機能が低下すると、この排泄機能がうまく働かず体内に蓄積されてしまいます。この状態が尿毒症です。

腎機能低下がある場合は、腎臓への負担を軽減するために、摂取たんぱく質量を制限することがあります。高齢者、特にサルコペニア、フレイルまたはそのリスクがある患者や後期高齢者（75歳以上）では、1日に体重1kgあたり0・8gが下限と考えられています。

（参考文献：日本糖尿病学会編・著『糖尿病治療ガイド2022』文光堂　2022-2023 P52）

（管理栄養士　橋爪正美）

Q18 減塩は具体的にどうすればいいですか？

明日から実践したくなる、減塩のコツ教えます！

「食塩1g」ってどのくらい？

みなさんは、食塩を量って使っていますか？「いちいち量って使うなんて面倒だよ」そのようなつぶやきも、ごもっともです。面倒なことは長続きしませんね。食塩を使うときは、大抵は食卓塩の容器から、パッ、パッと振りかけたり、指で適当につまんでお鍋に振り入れたりされているのではないでしょうか。日常的にはそれでいいと思います。

ただ、一度だけ確認してほしいことがあります。「食塩1gの量」です。食塩1gの量を把握しておくことで、減塩に取り組みやすくなるはずです。

ここで、問題です。振り出し容器に入れた塩を何回振れば、食塩1gになるでしょう。次の①～③から選んでみて下さい。食塩はさ

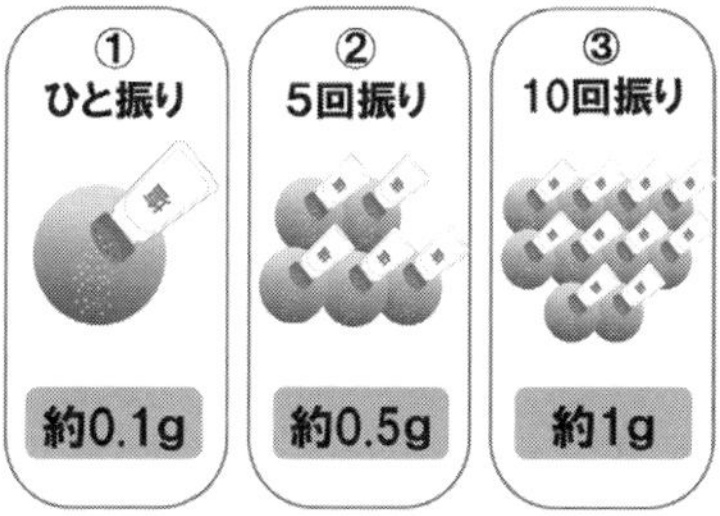

らさらの塩（168ページのコラム参照）を使用します。

①1回　②5回　③10回

正解は、③です。

振り出し容器の穴の大きさや数によって、若干の違いはあるかと思いますが、1回の振り出しで約0・1gの食塩が出ます。10回降り続けると、食塩1gとなります。「そんなに食塩は使わないよ。10回も振りかけたら塩辛くてしょうがない」と思われた方がいらっしゃるかもしれません。確かに、食塩1gを口に含んだら、すぐに水で口をすすぎたくなるくらい塩辛いでしょう。食卓塩を10回振り出すと、小スプーンの底に少したまります。ぜひ、ご自身でも実際に10回振り出して、食塩1gを目で見て確認してみて下さいね。

食塩1gを含む食品

食塩1gの量が確認できたところで、次の問題です。①～③のうち、食塩1gを含んでいるものはどれでしょう。

①「食パン1枚」　②「せんべい2枚」　③「たくあん3枚」

食塩1g分を含んでいるものはどれ？

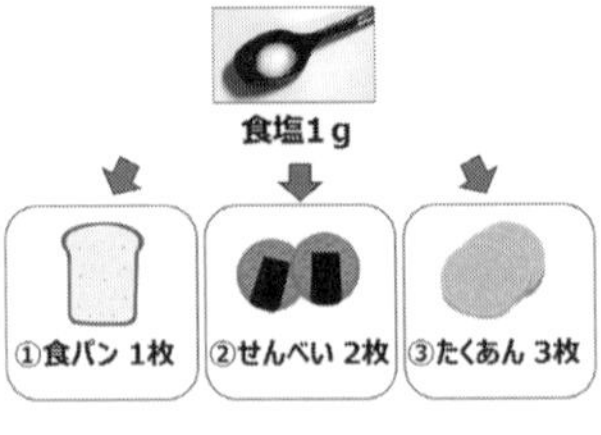

想像してみて下さい。
食塩1gを口に入れたとしたら…

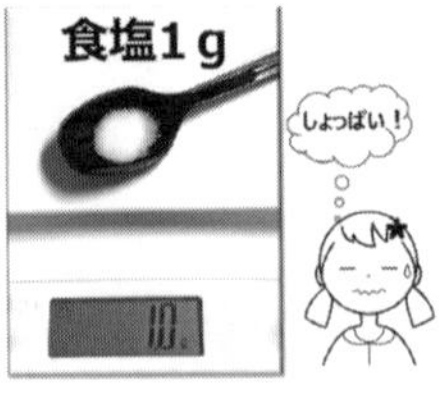

正解は、①〜③です。

「たくあんが一番しょっぱいよ」「煎餅は塩辛いけれど、食パンは塩辛くは感じないなあ」「たくあんと食パンが同じ食塩量なのか！」と驚かれたかもしれません。

「食パンには食塩が1gも入っているの？」と、食塩1gの量をイメージできた方は、食塩量の把握ができていますね。

さて、このように、食塩は食品と混ざっていると塩辛さは感じにくくなります。液体に溶けている場合も同様です。すまし汁お椀一杯には約2g、ラーメン一杯の汁には約5gの食塩が入っています。食塩1gの分量を見たことがなければ、食塩5gも想像しづらいと思います。一度、食塩1gを目で見て確かめておくと、その後はイメージしやすくなるでしょう。「塩辛いものは食べていないから大丈夫」と、舌の感覚で判断していると、実は塩分過剰になっていることがあります。食塩の量をイメージすることができると、減塩の成功率はグッと上がります。

食塩1gを含む調味料

調味料にも食塩は含まれています。食塩1gを含む量を基準に覚

食塩1gを含む調味料の量

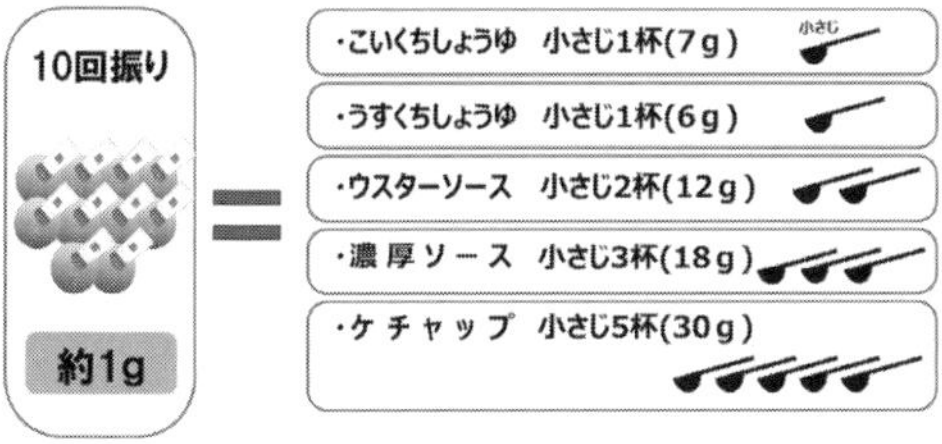

えておくといいでしょう。濃口しょうゆでは小さじ1杯、ウスターソースでは小さじ2杯、トマトケチャップでは小さじ5杯になります。

さらさらの塩

塩には、さらさらしているものやしっとりしているものなど、性質や形態の違いがあります。

振り出し容器に入れて使用する食塩は、「さらさらの塩」です。固まるのを防ぐために、炭酸マグネシウムが少し添加されています。一方、調理用として使用する食塩は、添加物は入っておらず、しっとりしています。どちらも塩分濃度は変わりませんが、質感の違いから同じ容量であれば重さが違ってきます。

例えば、さらさらの塩は、小さじ1杯が6gですが、調理用の食塩は、小さじ1杯5gになります。計量スプーンで量って使用する時は、注意して下さい。

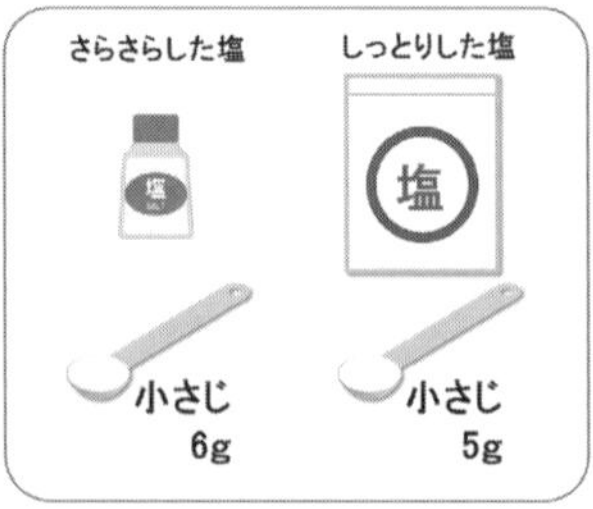

「塩分」「塩」「食塩」「ナトリウム」「食塩相当量」など塩にまつわる表現の違い

「漬物には塩分が多いよ」「塩分の摂りすぎに注意しましょう」というように、私たちは普段

「塩分」という言葉をよく使います。

栄養相談の際、患者さんに「塩分は控えていますか?」と伺うと、「塩（しお）は使っていないですよ。家にも置いてないんです」と答えられたことがありました。私は、調味料の食塩に限らず、食塩を多く含む食品も含めて伺ったつもりだったのですが、この患者さんは、塩分＝調味料の食塩をイメージして答えられたのです。ここに、認識の違いが生じてしまいました。「塩分」という言葉は、曖昧な表現であることをこの時つくづく感じたのでした。

「塩分」は、一般的には、ある食品に含まれる塩気《しおけ》の量という意味合いで使われています。しかし、正式な定義はありません[*1]。

一方、「塩《しお》」は、栄養学では、私たちがイメージするしょっぱい白い物質である調味料の塩「食塩」として扱われています。食塩の主成分は、塩化ナトリウム（NaCl）で、これはナトリウムと塩素が結合した物質です。このナトリウムが、塩味を感じさせています。ナトリウムは、私たちが生きていくうえで必要不可欠な栄養素なのですが、摂りすぎると高血圧に関係すると言われています。そのため、国が発行している日本食品標準成分表[*2]、日本人の食事摂取基準[*3]、食品表示基準[*4]には、ナトリウム値が表示されています。食品中のナトリウム値を公開し、摂取する基準を決めて、加工食品のパッケージに表示することを義務付けています。このように病気の予防や健康の維持増進のためにナトリウム値は利用されています。

しかし、ナトリウム値は、私たちの生活ではあまり馴染みがなく、食生活に取り入れるのはなかなか難しいものです。そこで、近年は、「食塩相当量」が併記されるようになりました。食塩相当量は、ナトリウムを食塩に換算したら何グラムになるのかを計算した値です。これなら、ナトリウムよりも食品の塩辛さをイメージしやすいですね。

では、なぜ「食塩量」とは言わずに「食塩相当量」なのでしょうか。

私たちは、ナトリウムは、ほとんど食塩から摂取しています。加工食品のパッケージに記載されている「食塩相当量」は、そのほとんどが製造過程で添加された食塩量です。ところが、自然界のさまざまな食品（肉類・魚介類・野菜などの原材料）にも、ごくわずかですがナトリウムが存在しています。そのため、製品のナトリウム値から「食塩の量」を換算する際、実際の食塩量より若干大きい値となってしまいます。実際に添加された食塩量ではないけれど相当近い量ですよという意味で「食塩相当量」という表現にしています。

＊1　唯一、「海洋学の分野では海水1kg中に含まれている固形物質の全量をグラムで表したものを塩分という」と精選版日本国語大辞典には記載されています。

＊2　日本食品標準成分表（文部科学省科学技術・学術審議会資源調査分科会）は、食品の成分に関するデータ集で、栄養相談、学校や病院等の給食、食品の栄養成分表示、教育・研究や行政など広く活用されている。

＊3　日本人の食事摂取基準（厚生労働省）は、エネルギー及び栄養素の摂取量の基準。健康な個人及び集団を対象として、国民の健康の保持・増進、生活習慣病の予防を目的としている。

日本人の食塩摂取量

私たちは、1日にどのくらいの食塩を摂取しているのでしょうか。

国が毎年実施している国民健康・栄養調査（2019年）によると、食塩摂取量（1日あたり）の平均値は、20歳以上の男性10・9g、女性9・3gでした。男女で平均すると約10gです。ここ数年は横ばいですが、20年前から比べると年々減少しています。

日本では、昔から味噌、しょうゆ、漬物などのように食塩を使った保存食を多く食べる習慣があり、食塩摂取量はかなり多い国でした。昭和10年頃は、20～25g、特に東北地方などで

日本人の1日あたり平均食塩摂取量
（20歳以上）

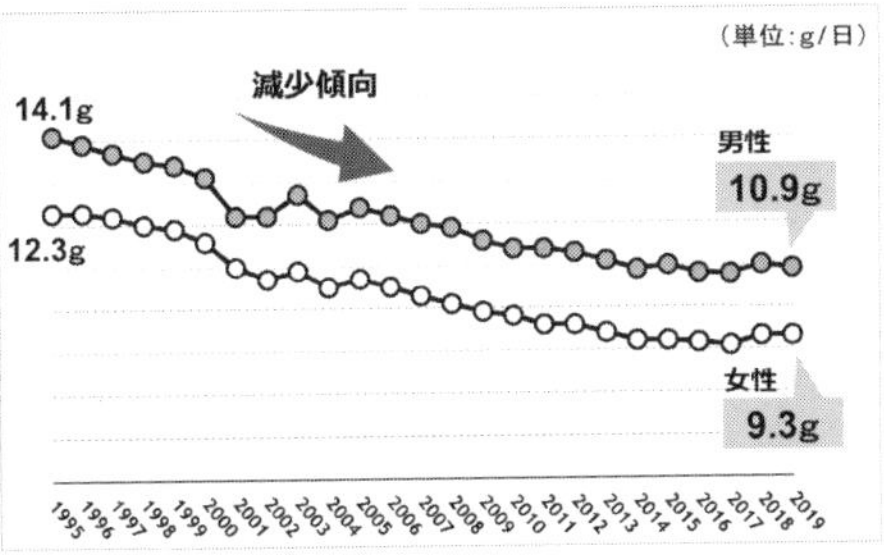

2019年国民健康・栄養調査（厚生労働省）

諸外国との比較
（1日あたり男女平均値）

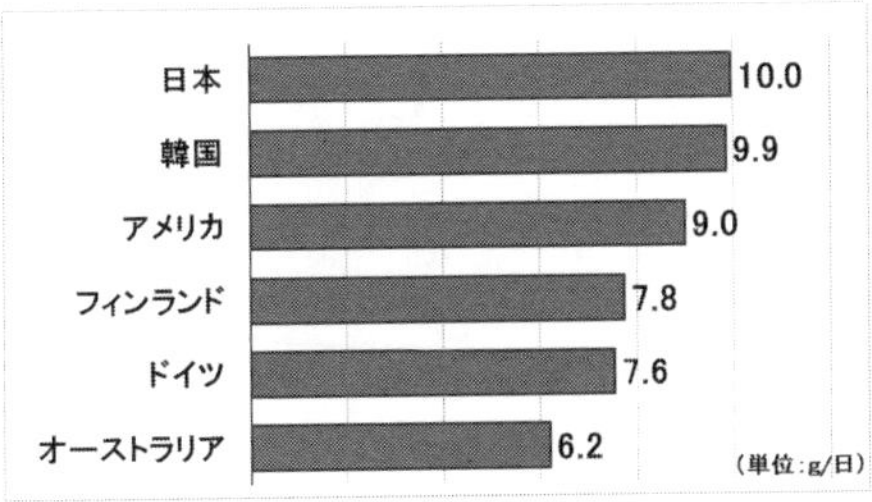

健康日本21（第二次）分析評価事業より

＊4　食品表示基準（消費者庁）は、加工食品、生鮮食品の原材料や添加物、栄養成分等の表示に係る基準である。

は、最大40gに及ぶこともあったようです(1)。しかし、食品保存技術の向上や冷蔵庫の普及など生活様式の発達、また、日本が取り組んできた減塩対策の効果もあり、食塩摂取量は減少していきました。それでも、諸外国と比較すると、まだ日本は多い傾向にあります。

日本人は何から食塩を摂っている?

日本人の1日あたりの食塩摂取量の内訳は、平成29年(2017年)国民健康・栄養調査では、しょうゆ1・7g、塩1・2g、みそ1・2g、その他調味料が5・4gとなっています。これら調味料を合計すると6・6gで、全体の約70%を占めています。日本人は、調味料の使用量が多いことが分かります。減塩するためには、まずは、調味料の使用量を見直してみることから始めてみてはいかがでしょう。

その他、塩蔵品、練り製品などの魚介加工食品が0・6g、パン・麺類が0・8g、つけもの類が0・4g、ハムやソーセージなどの肉加工食品が0・3g、その他1・2gで、合計3・3

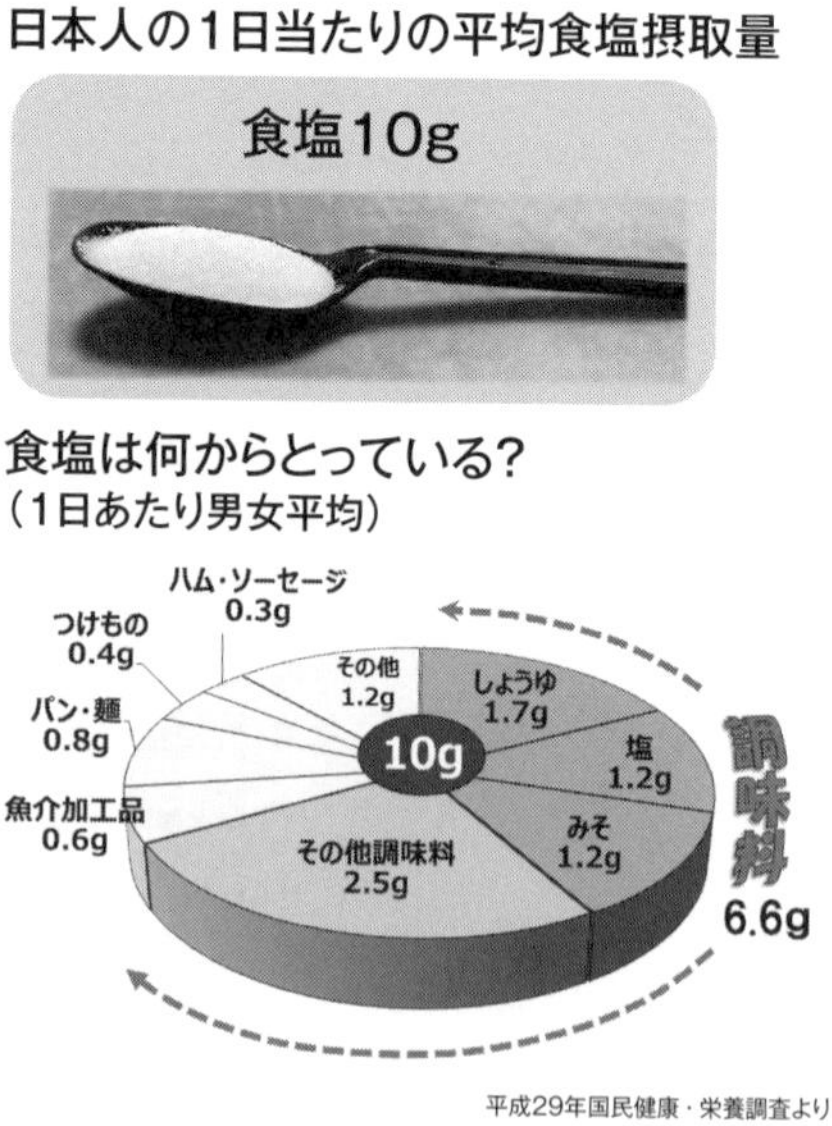

平成29年国民健康・栄養調査より

gが加工食品中に含まれた食塩からの摂取です。インスタントラーメン、梅干し漬物などの加工食品は、食塩が多く使われている食品ですので、食べる頻度に気をつけましょう。

ちなみに、欧米では、パン・シリアルといった穀類の加工食品からの摂取割合が高いそうです（2）。食生活の欧米化に伴って、日本でもパンの摂取量は増えています。習慣的にパン・シリアルの摂取量が多い方は、食塩摂取量も増えているかもしれません。

食塩摂取量の目標値

ヒトは最低どのくらいの食塩（ナトリウム）を摂取していれば生きていけるのでしょうか。

国内外の調査では、1日あたり0・5〜1g前後といわれています。日本人の食塩推定平均必要量は、1日あたり1・5gと示されています。この量は、調味料を一切使わない生活をしたとしても、食材そのものから摂取できる量です。したがって、日本における通常の食事では、食塩の不足や欠乏はほとんどないといわれています。食塩摂取量に関しては、摂りすぎてしまうことが問題になっているため、目標上限値が設定されています。

日本人の食事摂取基準（厚生労働省）は、各栄養素摂取量の基

（いずれも１日あたりの量）

日本人の食事摂取基準 2020年版
男性：7.5g未満
女性：6.5g未満

日本高血圧学会 高血圧治療ガイドライン
6g未満

世界保健機構(WHO)の食事ガイドライン
5g未満

準が示され、5年ごとに見直されています。初めて食塩摂取量の上限値が設定されたのは、1979年（昭和54年）、高血圧予防を目的として「適正摂取量1日あたり10g以下」でした。その後、改定ごとに修正され、現在は「摂取目標量」として、成人1日あたり男性7・5g未満、女性6・5g未満（2020年版）と設定されています。ラーメン1杯が5g前後の食塩量であることを考えると、かなり厳しい設定だと感じられるかもしれません。しかし、世界保健機関（WHO）では、成人に対して1日あたり5g未満にすることを強く推奨しています。日本では、1日あたりの食塩摂取量が5g未満を満たしているのは、日本国民の数%であると推定されています(3)。日本人1日あたりの食塩摂取量は1980年頃で約13g、その後40年が経ち、現在は約10g程度です。少しずつ減量されてきてはいるものの、目標量1日あたり5gを実現するのは難しいだろうということで、5gと10gの中間値で設定されたようです。今後も改定ごとに、目標量は下がっていくことが予想されます。

また、2020年版の改定では、高血圧および慢性腎臓病（CKD）への目標量も設定されました。今まで高血圧学会や腎臓学会、糖尿病学会からは、食塩摂取量の目標量等が示されていましたが、国が設定する食事摂取基準で示されたのは、今回の改定で初めてとなります。重症化予防を目的として、男女とも1日あたり6g未満と示されています。

ただし、慢性腎臓病（CKD）患者においては、食塩摂取量を過剰に制限するとかえって腎機能が低下することも報告されているため、日本腎臓学会では3g／日という下限値が設定されています。

食塩摂取量を測るには

ご自身がどのくらい塩を摂取しているのか気になりませんか？

食塩摂取量を確認するためには、一般的には1日分の食事内容を朝から晩まで記録して、それをもとに成分表からナトリウム量を出して食塩相当量に換算します。しかし、食事記録は、書き忘れや書き間違いが多く、また、食器に残った調味料も全部摂取したものとして計算するため、手間をかけた割には、いまひとつ正確さに欠けるというのが欠点です。

食塩摂取量を正確に測定するためには、24時間尿を溜めて測定する「24時間蓄尿」が推奨されていますが、この方法は、とても手間がかかる検査です。

そこで、1回の尿（随時尿）を用いて、簡易的に測定する方法があります。24時間蓄尿ほど正確な値ではありませんが、おおよその食塩摂取量は知ることができます。

食塩の摂りすぎはなぜ悪い？

食塩（ナトリウム）を摂りすぎると、身体にどのような影響があるのでしょうか。

平成28年（2016年）国民健康・栄養調査によると、食塩摂取量が最も多かった上位3

県は、長野県、福島県、宮城県でした。中部から東北にかけての地域で多い傾向がみられます。冬の間の食料を確保するために食塩を用いた保存食を作っていたという食習慣が、現在も残っているためではないかと思われます。

また、脳梗塞死亡率を、各都道府県別で比較すると、食塩摂取量の多い東日本で、脳梗塞による死亡が多い傾向にあることが分かります。食塩の摂りすぎが高血圧の原因となるということは、多くの研究で報告されています。高血圧が長く続くと、脳卒中、心疾患を発症しやすくなります。

脳梗塞死亡率と食塩摂取量の関係

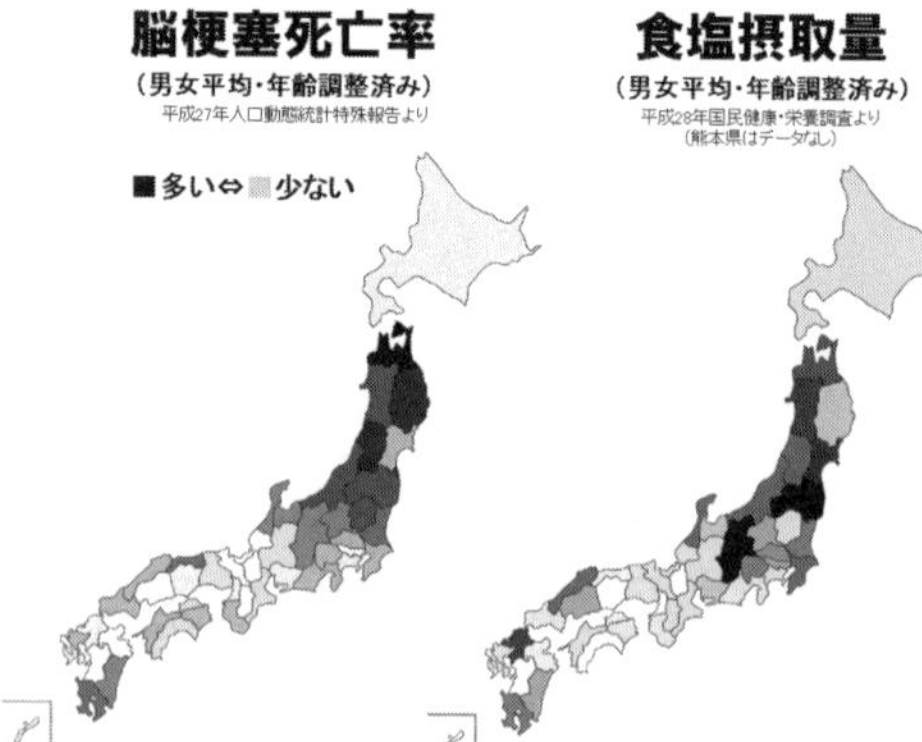
脳梗塞死亡率
（男女平均・年齢調整済み）
平成27年人口動態統計特殊報告より
■多い⇔■少ない
食塩摂取量
（男女平均・年齢調整済み）
平成28年国民健康・栄養調査より
（熊本県はデータなし）

通常私たちの身体には、体内の塩分濃度を一定に保つ働きが備わっており、食塩を摂りすぎた時は尿に排出し、食塩が不足しているときは排泄せずに体内に戻して調節しています。しかし、食塩の摂りすぎが引き金となって、その調節がうまくいかなくなる場合があります（食塩感受性の低下）。すると、食塩が排泄されずに体内に溜まり、血管内の塩分濃度が高くなります。塩分濃度を薄めるために血管内に水分が取り込まれ、血液量が増加した結果、血圧が上昇します。

食塩感受性は個人差が大きいといわれていますが、糖尿病、腎疾患、肥満やメタボリックシンドローム、高齢者などでは高くなっているとの報告があります。また、糖尿病、脂質代謝異常症、肥満症の人が、高血圧を伴うと動脈硬化が進みやすく、脳卒中、心疾患の発症リスクが高まります。

高血圧は、腎疾患の発症にも深く関与しています。腎臓には太い動脈と静脈、細い血管が多く存在しています。これらの血管が高血圧の影響を受けると、動脈硬化などで腎臓へ流れる血液量が減少し、腎臓の働きが悪くなります（腎硬化症）。

腎臓には、体内の老廃物や余分な水分を排泄する働きがあるため、腎臓の働きが極端に悪くなると、体内の環境を正常に保つことができなくなり、透析治療が必要となります。一方で、腎臓は血圧を調節する働きも担っています。腎臓に障害が起こると、血圧を上昇させるレニンという物質が、腎臓から過剰に分泌され、さらに血圧が上昇してしまいます。血圧と腎臓はお互いに影響し合うため、病態によっては悪循環を起こしてしまう関係にあります。

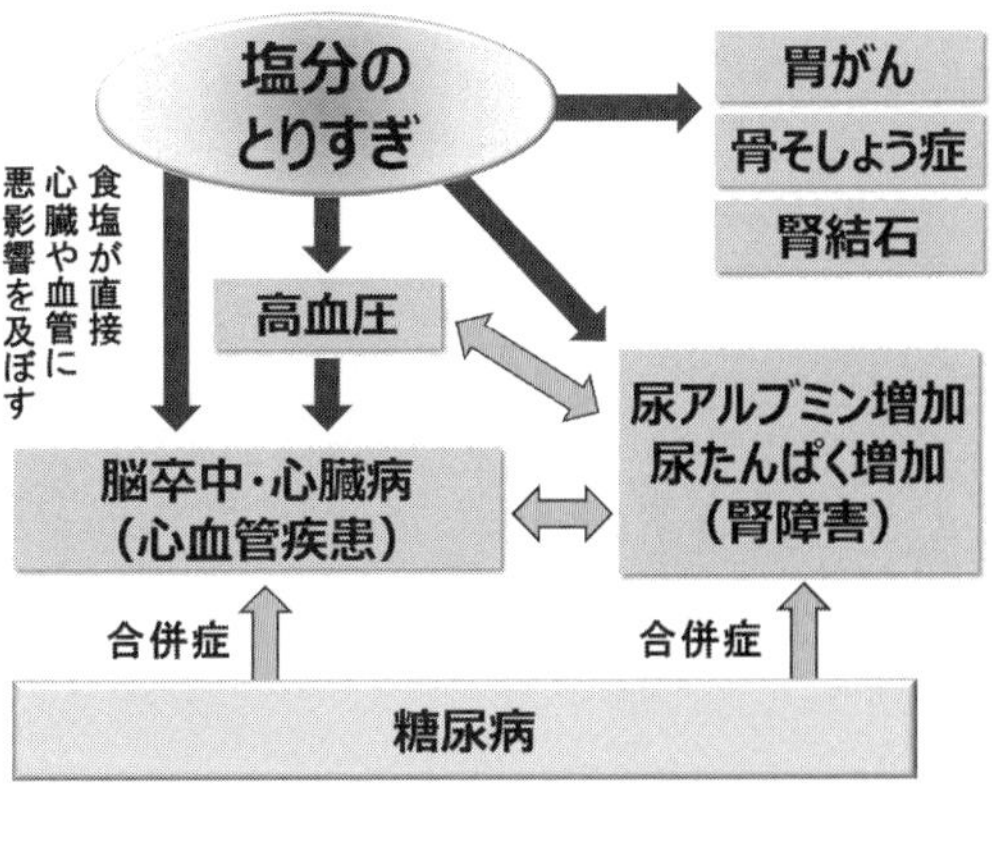

このように、食塩の摂りすぎは、高血圧が原因となってさまざまな病態を引き起こします。また、近年の研究では、高血圧とは関係なく、直接、脳心血管疾患を発症することや腎障害を加速することが分かってきました。その他にも、胃がんなど多くの疾患の発症に関与しているといわれています。食塩の摂りすぎは、さまざまな病気を引き起こす危険因子となるのです。

糖尿病と減塩

糖尿病の合併症には、糖尿病腎症や脳心血管疾患がありますが、高血圧を併発している状態では、さらにそのリスクは高まります。

糖尿病腎症は、高血糖や高血圧により腎臓の糸球体という部分が障害を受けて、アルブミン尿（たんぱく尿）がみられる状態で、進行すると、腎機能が低下して透析治療が必要になります。先述したように、高血圧と腎疾患はお互いに影響し合います。糖尿病性腎症の進行によって血圧が上昇し、また高血圧によって腎症が進行するという悪循環が認められます。糖尿病腎症の進行を遅らせるためには、良好な血糖管理を維持することと、血圧をコントロールすることが有効といわれています。

減塩の有効性は多くの研究で報告されています。２型糖尿病の人が、食塩の摂取量を適度に減少させると、血圧が低下し、アルブミン尿（たんぱく尿）が減少したという研究報告があります。減塩によって腎臓の負担が軽くなれば、腎症の進行を遅らせることにつながります。

また、脳卒中や冠動脈疾患など脳心血管疾患も、血圧が大きく影響しているため、その発症リスクを減らすためには、減塩が重要です。

減塩は、高血圧薬の効き方にも影響します。「血圧は高いけど薬を飲んでいるから、減塩なんてしなくても大丈夫！」と思っている方は要注意です。

降圧剤の一部（アンジオテンシン変換酵素阻害薬やアンジオテンシンⅡ受容体拮抗薬）では、塩分の摂りすぎによって効果が弱まり、逆に、減塩によって効果が大きくなることが分かっています。降圧剤を服用していても、なかなか血圧が下がらない人は、塩分の摂りすぎが影響しているかもしれません。

このように、糖尿病の患者さんの合併症のリスクを軽減させるために、減塩を心がけることはとても大切なことなのです。

当院での減塩指導による効果

下の棒グラフは、当院通院中の2型糖尿病のある患者さんに対して行った各食品の摂取頻度を調査した結果です。

減塩指導前後の摂取頻度比較

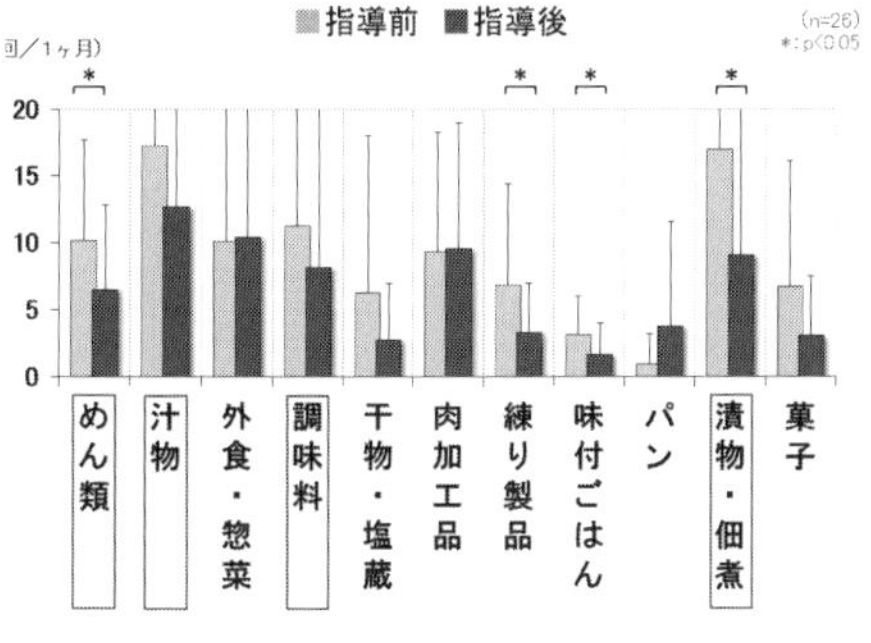

摂取頻度の多かったのは、めん類、汁物、調味料、漬け物・佃煮でした。減塩指導を毎月1回約半年間行った後は、ほとんどの食品の摂取頻度が減少しました。

有意な減少がみられたのは、「めん類」「練り製品」「味付けご飯」「つけもの・つくだ煮」でした。

また、折れ線グラフは減塩指導で来院時の尿検査から、推定1日食塩摂取量を計算した結果です。指導1回目の測定では9・3gだったのですが、2回目の測定では8・3gと1g減塩することができました。

減塩指導による推定1日食塩摂取量の継続的変化

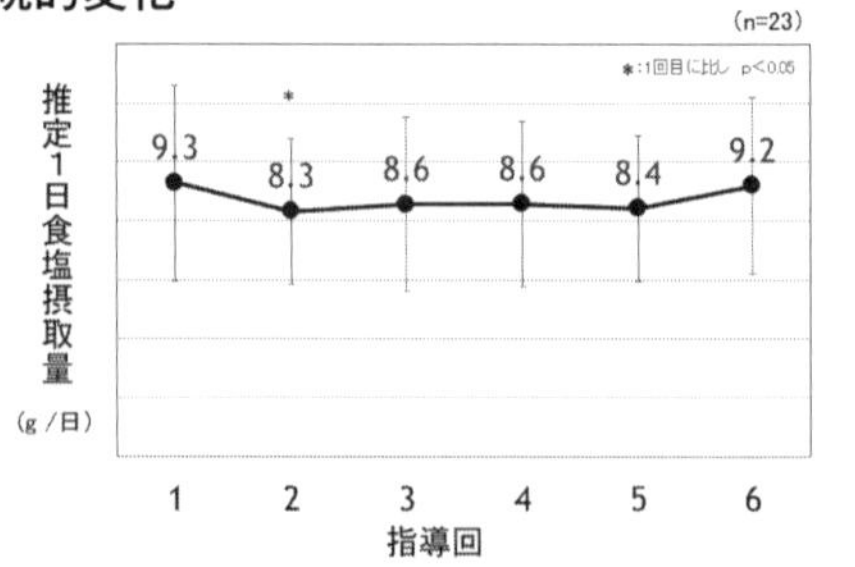

まずはコレ！ 減塩のための4つのポイント

①調味料「食塩」の量を減らす

減塩のために何から始めればいいのか分からないという方は、まず調味料として使う「食塩」の量を減らすのが早道です。

料理本などで、食塩の分量としてよく使われる表現に、「少々」と「ひとつまみ」があります。この違いをご存知でしょうか。一般的には、親指と人差し指の指2本でつまんだ塩の量を「少々」、親指、人差し指、中指の指3本でつまんだ量を「ひとつまみ」として扱われています。つかんだ食塩の量は、「少々」で約0・5g、「ひとつまみ」で約1gです。食塩で味付けをする時、なんとなく指3本でつまんでいた塩を、2本指でつまむようにすれば0・5gの減塩ができますね。たったの0・5gと思われるかもしれませんが、1回量は少なくても、幾度となく使っていれば、結果的に多くの食塩を使ってしまっているということがあります。「チリも積もれば山となる」といったところでしょうか。

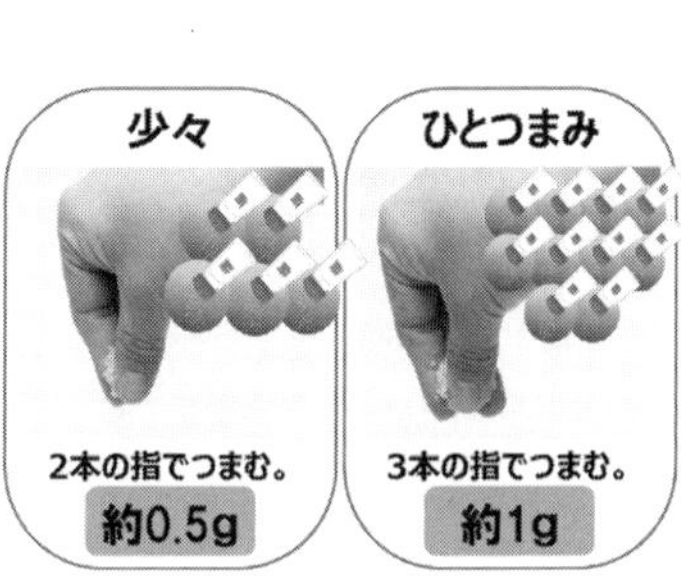

食塩を食卓塩の振り出し容器から、パラパラと振りかけて使っている方も多いでしょう。スーパーなどでよく見かける赤いキャップの食卓塩では、一振りで約0・1gの食塩が出てきます。5回振り出すと0·5gになります。習慣的に5回振り出していた方は3回に、3回振り出していた方は1回にして、少しずつでも使用量を減らしていきましょう。

減塩に取り組み始めた頃は、意気揚々と頑張って、何もかも薄味にされてしまう方がいます。しかし舌が薄味に慣れていないうちに、一気に薄味にしてしまうと、食欲も減退し長続きしません。少しずつ薄味にしていくことによって、味覚はだんだんと慣れてくるものです。コツコツと減らしていくことが最大のコツなのです。

まずは、1日1gでも減塩するようにしていきましょう。

●減塩タイプの食塩について

一般的な食塩に比べて、塩分を約半分に抑えた商品ですが、カリウム含有量が多くなっています。

腎機能が低下している方は、カリウム制限の必要な場合があります。まずは主治医にご相談下さい。

②しょうゆを減らす

しょうゆは、日本の食文化には欠かせない調味料です。厚生労働省「令和元年国民健康・栄養調査」によると、日本人が1日に摂取するしょうゆの量は、1人あたり（20歳以上）平均12・2gだそうです。しょうゆ小さじ1杯が約6gですので、小さじ2杯分のしょうゆを、日本人は毎日摂取しているということになります。

しょうゆに限ったことではないですが、料理で使用された調味料というのは把握しづらいですよね。そこで、まずは自分が手にとって使うしょうゆの量を見直してみましょう。

●かけしょうゆ

栄養相談時に、「冷奴を食べる時には、どのくらいしょうゆをかけていますか？」と問いかけると、

「ほんのちょっとだよ」という返事がよく返ってきます。この「ちょっと」の量をあいまいにしていると減塩はうまくいきません。

豆腐の上面がほとんど隠れるほどしょうゆをかけた場合、しょうゆの量は約8gでした。白い部分が半分程度残っている場合では約2gでした。かけたしょうゆの差は6gで、これは小さじ1杯分ほどの量になります。その中には食塩1gが含まれています。全面にかけていたしょうゆを半分にすることで、食塩を1g減らすことができます。しょうゆ容器によっては、一度にたくさんの量が出てしまい、量の調整が難しいことがあります。その場合は、小さめのスプーンに入れてから使うようにしましょう。

ちなみに、にぎり寿司などに付いているパッ

いろんなしょうゆの量

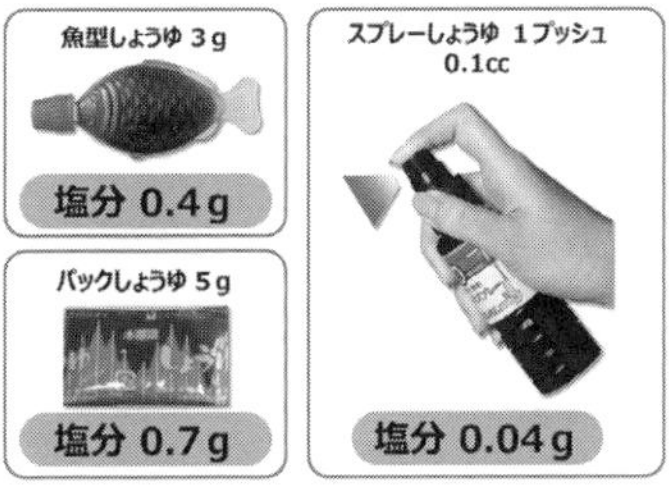

豆腐のかけしょうゆ量

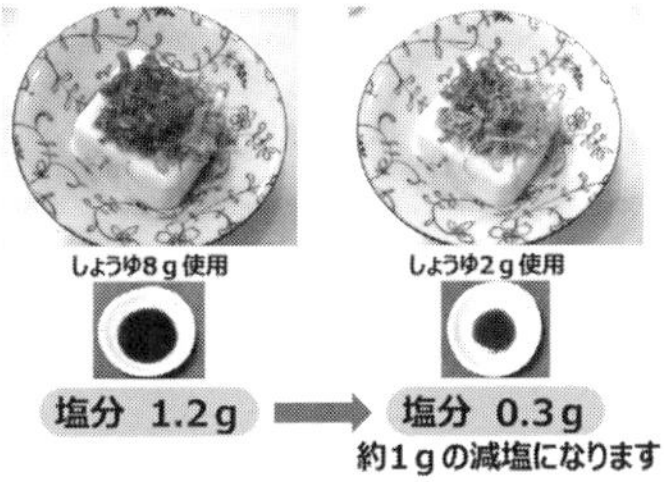

「減塩しょうゆ」と「ポン酢」の塩分

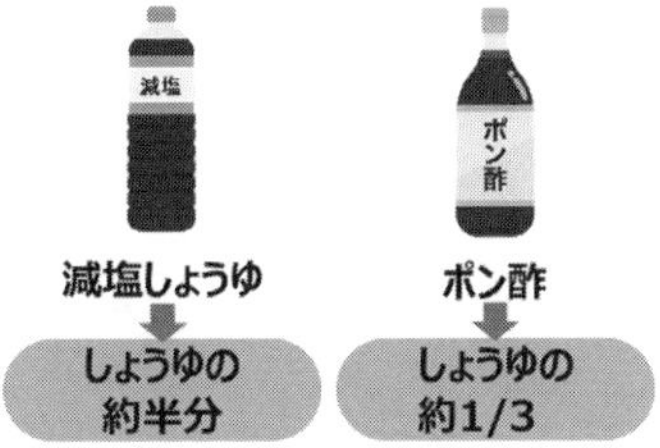

しょうゆの塩分

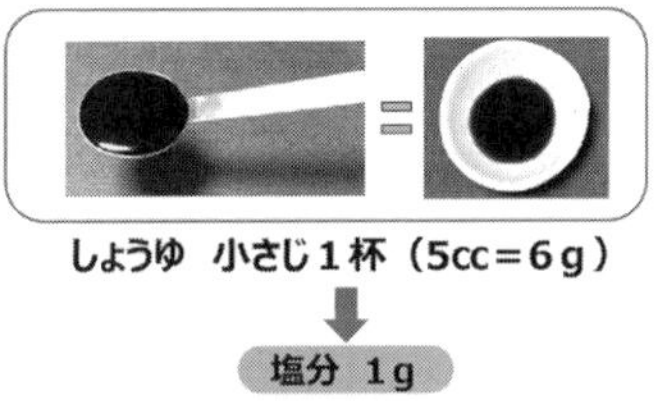

クしょうゆは1袋約5g、魚型のしょうゆ容器は約3gのしょうゆが入っています。しょうゆ量を把握するうえで覚えておくと便利です。しょうゆ用のスプレー容器を使用すると、少量で食品全体に薄く均一に調味することができるのでお勧めです。

何にでもしょうゆをかけてしまうことが習慣になっている方は、減塩しょうゆやポン酢に変えることから始めてみましょう。それぞれに含まれている食塩量は、同じ量のしょうゆと比べると、減塩しょうゆで約半分、ポン酢で約1／3と少なくなります。ただ、たくさん使ってしまうと、減塩にはなりませんので注意して下さい。

また、しょうゆのかわりに、酢やレモンなどの酸味を利用したり、ネギ、三つ葉、生姜などの香味野菜、カレー粉や七味などの香辛料でアクセントをつけるのもお勧めです。かつお節や葱・生姜などの薬味などをプラスすると、旨味成分もUPします。

酸味や香味野菜を利用する

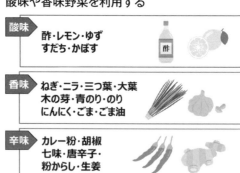

●つけしょうゆ

にぎり寿司を食べる時、しょうゆはシャリ側（ご飯側）につけますか、ネタ側につけますか？

実際、しょうゆの量がどのくらい違うのかを、エビのにぎり寿司で検証してみました。小皿に入れたしょうゆをシャリ側につけると、約2gのしょうゆがしみ込みました。にぎり寿司1人前はたいてい8~10貫ですから、すべてシャリ側につけて食べると、しょうゆ量は20gにもなります。一方、ネタ側につけた場合は、約0・2gのしょうゆがエビの表面につきました。同じように10貫食べると、しょうゆ量は2gです。しょうゆをシャリ側につけるか、ネタ側につけるかによって、1人前で18gの差が出てきます。しょうゆ18gは、大さじ1杯分に相当します。1貫ではわずかな差でも、一人前で大さじ1杯分違ってくるとなると、これは見逃せませんね。しょうゆ大さじ1杯には、約3gの食塩が含まれていますので、3g減塩できることは大きな成果です。

そもそもにぎり寿司のシャリには、一人前10貫で4g程度の食塩が含まれています。しょうゆをつけずに食べたとしても、一人前で4gの食塩を摂取してしまうのですから、しょうゆをつける量には、なおさら注意が必要です。

つけしょうゆ

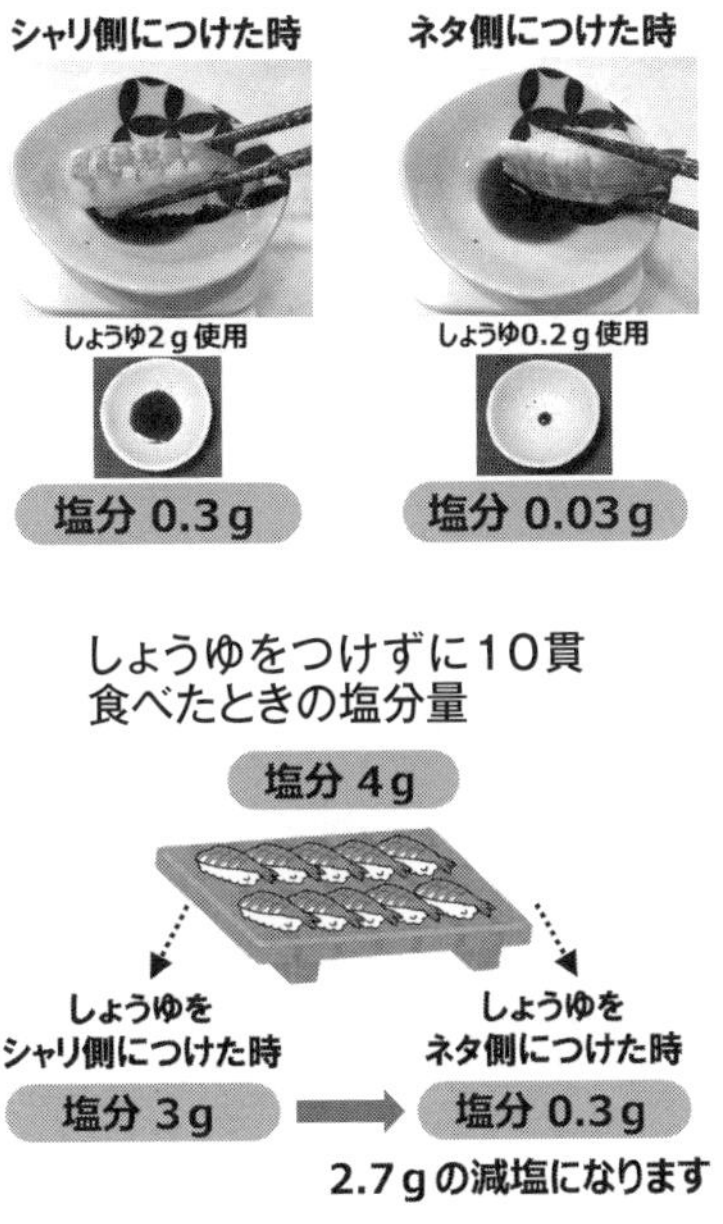

③汁物を減らす

ラーメンを食べるとき、汁は全部飲み干しますか？　うどんやそばを食べるときはいかがですか？

通常ラーメン1杯の食塩量は、汁まで全部飲むと約6g前後にもなります。中華麺1玉（150g）に含まれる食塩量は、約0・5g程度です。食塩が多く含まれているのは圧倒的に汁の方ですので、汁を飲むか残すかで、食塩摂取量はかなり違ってきます。汁を全部残した場合の食塩摂取量は、麺に絡んで少し口に入った分を考慮して、約1g程度となります。汁を全部飲んでいた人は、汁を半分残すようにすると、約2・5g減塩することができます。全部残すよという方は、約5gの減塩になりますね。うどんやそばでも、汁の食塩量はだいたい同じと考えて下さい。

麺に含まれている食塩量は、麺の種類によって違います。うどん1玉は0・6g、日本そばは1玉0gです。うどんより日本そばを選ん

ラーメンの塩分

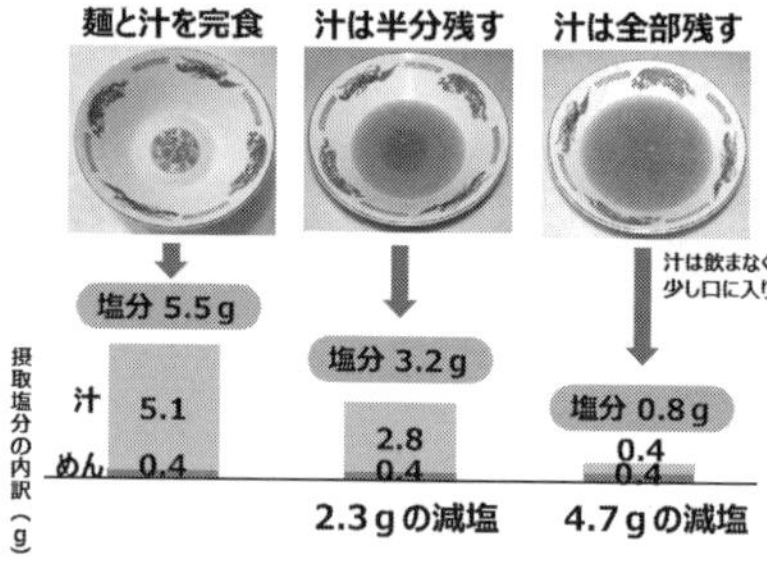
汁は飲まなくても少し口に入ります

めん類の塩分

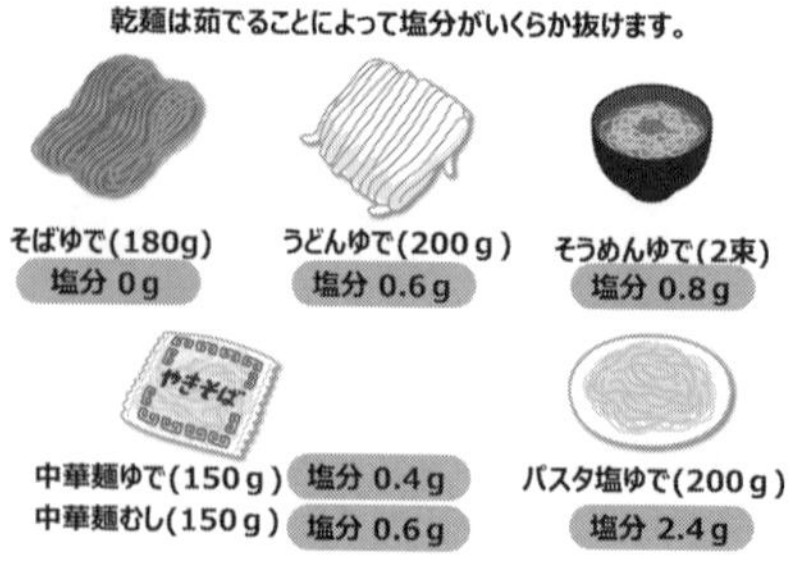

だ方が減塩になります。パスタは乾麺の状態であれば0gですが、塩を入れて茹でると、100gあたり1・2gとなります。具や絡めるソースによっても、食塩量は違ってきますので注意しましょう。

汁物といえば、みそ汁はいかがでしょう。「みそ」は、昔から日本人の生活を支えてきた伝統食品です。毎日かかせないという方が多いかもしれませんね。

みそ汁は、お椀1杯に、約2gの食塩が含まれています。みそ汁はお湯で薄めて食べているという方もいますが、薄いみそ汁はおいしくないですよね。そこで、発想の転換です。味はそのままで、量を減らせばいいのです。大体お椀1杯には、150㎖のみそ汁が入り、食塩量は1・5~2gです。みそ汁をお玉に1杯（60㎖）に減らすと、食塩摂取量は約半分になります。具を多くしてカサ増しすれば、見た目の少なさは緩和されます。季節の野菜を多く入れると、不足しがちな野菜がとれるだけでなく、旨味が加わりおいしく頂けます。また、カリウムの摂取量が増えることで、体内のナトリウムが尿中に排出されやすくなるという効果も期待できます。是非お試し下さい。

味噌汁の塩分

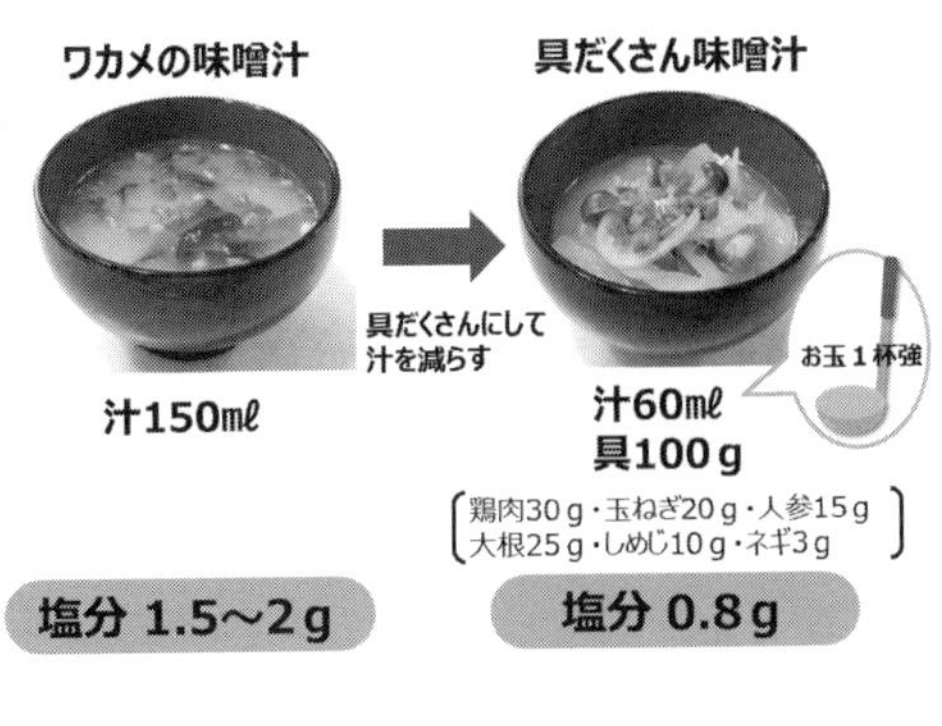
ワカメの味噌汁
汁150㎖
塩分 1.5～2g
具だくさんにして
汁を減らす
具だくさん味噌汁
お玉１杯強
汁60㎖
具100g
鶏肉30g・玉ねぎ20g・人参15g
大根25g・しめじ10g・ネギ3g
塩分 0.8g

ただし、腎機能低下のある方は、カリウム排出障害を起こしている場合があります。その場合は、カリウム制限が必要になります。腎機能の状態については、主治医にご相談下さい。

みそ汁や煮物の調理で、「粉末だし」や「だしパック」を使用することがあるかと思います。手軽に出汁を取ることができるので、とても便利な商品ですが、食塩やしょうゆが添加されているものもあります。「粉末だし」や「だしパック」を使用する場合は、原材料や栄養成分表示を確認しましょう。食塩無添加の表示があるものがお勧めです。

できれば、だし汁は、昆布・かつお節・干しいたけなどを使って、天然のだしをとるようにしましょう。

汁物の具材として、肉や魚介類、海藻類、きのこ類、トマトやごぼうなどの野菜を用いると、出汁としてのうま味成分を加えることができますよ。

「天然だし」と「粉末だし」の塩分

●天然だし（150ml）

かつお節 ＋ 昆布	塩分 0.1g

●粉末だし（150ml）

・和風	塩分 1.0g
・洋風だし	塩分 1.2g
・中国風	塩分 1.7g

デジタル塩分計

自分では薄いと思っていても、他の人には塩辛いと言われたことはありませんか。塩辛いものばかり食べていると、塩味に対しての味覚が鈍くなってくるということがあります。

ご自身の味覚を判断するツールとして、デジタル塩分計を使ってみるのもいいかと思います。みそ汁などに浸すと、塩分濃度が表示されます。薄味、ふつう、濃いといった判定が表示されるものもあります。一家に1本あってもいいですね。

デジタル塩分計

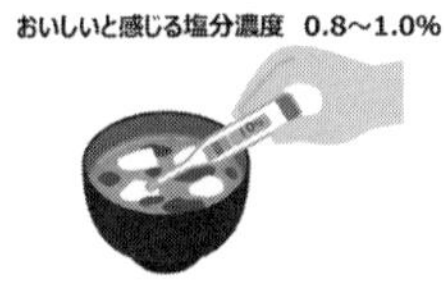

④加工食品の成分表示を確かめる

栄養成分表示を見たことはありますか?

外食や食品購入の際、栄養成分の表示を参考にしているかどうかを調べた国の調査では、「いつもしている」「時々している」と答えた方は、男性で3割弱、女性で5割程度でした。どの栄養素をチェックしているのかというと、1位は男女ともエネルギー（カロリー）でした。次いで、男性では糖類、女性では脂質や食物繊維がよく見

参考にしている栄養成分表示（複数回答）

男性
1位　エネルギー（熱量）
2位　糖類
3位　ビタミン・ミネラル類
4位　ナトリウム(食塩相当量)
5位　脂質
6位　食物繊維
7位　たんぱく質
8位　コレステロール
9位　炭水化物
10位　飽和脂肪酸

女性
1位　エネルギー（熱量）
2位　脂質
3位　食物繊維
4位　ビタミン・ミネラル類
5位　ナトリウム(食塩相当量)
6位　糖類
7位　コレステロール
8位　たんぱく質
9位　炭水化物
10位　飽和脂肪酸

H27年国民健康・栄養調査より

られているようです。食塩相当量は、ビタミン・ミネラル類の次で、男性で4位、女性では5位です。ビタミン・ミネラル類よりも下位だったことは意外でした。

食塩は、私たちが普段食べているいろいろな食品に入っています。練り製品・ハム・ソーセージ、漬け物・佃煮類、レトルト食品は、食塩が多く含まれる加工食品です。加工食品には、栄養成分の表示が義務づけられています。食塩相当量も確認することができますので、減塩を行う上で、とても役立ちます。ただ、表示を確認する際に、少し注意しなければならないことがあります。

例えば、竹輪の成分表示には、「1包装（標準60g）あたり」の食塩相当量

スープの成分表示

栄養成分表示(100g当たり)		製造者調べ	
エネルギー	67kcal	炭水化物	7.9g
たんぱく質	0.9g	食塩相当量	0.7g
脂質	3.5g		

100g当たりで　塩分 0.7g

マグカップ1杯分200gでは？

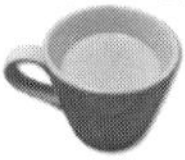

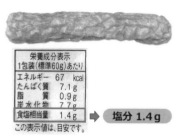

塩分 1.4g

食塩を多く含む加工食品

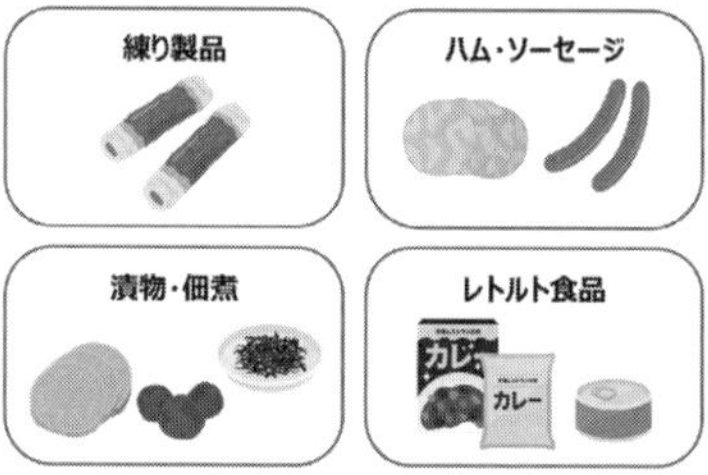

インスタントラーメンの成分表示

栄養成分表示 1食(103g)当たり			
熱量	368kcal	食塩相当量	6.5g
たんぱく質	8.1g	(めん・やくみ	2.2g
脂質	7.5g	スープ	4.3g)
炭水化物	67.1g		

めん・やくみ 2.2g
スープ 4.3g

塩分 6.5g

ちくわの成分表示

栄養成分表示 1包装(標準60g)あたり	
エネルギー	67 kcal
たんぱく質	7.1g
脂質	0.9g
炭水化物	7.7g
食塩相当量	1.4g

この表示値は、目安です。

塩分 1.4g

が1・4gと表記されています。1包装に竹輪1本が入った商品の場合は、竹輪1本あたりの食塩量が1・4gということになります。

次にスープの成分表示をみると、「100gあたり」の食塩相当量が0・7gと表記されています。このスープを、マグカップ1杯分約200g飲んだ場合、摂取した食塩量は、0・7g×2＝1・4gという計算で算出しなければなりません。このように、栄養成分表示を確認するときは、「1個あたり」「1袋あたり」「100gあたり」を確認するようにしましょう。

インスタントラーメンのように、めん・やくみとスープが別々に表記されている商品も多くなりました。スープを残した場合の食塩摂取量を把握するためには、とても便利です。

納豆では、「1パックあたり」の横に「（　）内は納豆のみ」と表記されています。（　）内の食塩相当量は0gですので、この納豆には食塩が含まれていないということです。厳密にいうと、一定の基準値以下であれば0gと表記することができますので、食塩が全く含まれていないという表現は語弊が生じますが、ほぼ0gと考えても差し支えない

納豆の成分表示

栄養成分表示
納豆・たれ・からし1パック52.5gあたり、(　)内は納豆45gのみ

エネルギー	たんぱく質	脂質	炭水化物	食塩相当量
99kcal (90kcal)	7.7g (7.4g)	4.5g (4.5g)	7.3g (5.4g)	0.7g (0g)

数値は日本食品標準成分表を用いて計算した数値です。

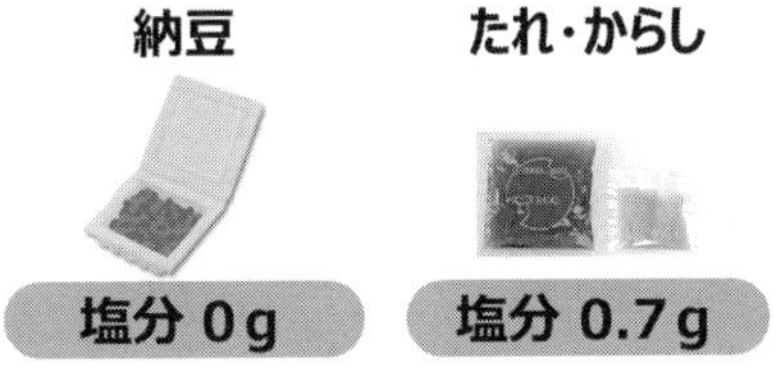

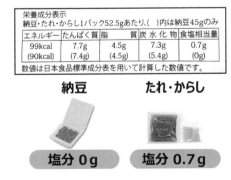

でしょう。成分表示に表記されている食塩相当量0・7gは納豆付属のタレに入っているということになります。タレはかけずにおくか、半分にしておくと減塩になります。

自分が食べた食品の中に、どのくらい食塩が入っているかを把握することは、とても面倒なことです。どのくらい摂取しているかを考えるのではなく、今より何g減らせるかということを意識してみましょう。まずは1日に2gの食塩を減らすことを考えてみて下さい。あなたならどの食品で減らしますか。

（管理栄養士　田中かおり）

参考文献

（1）佐々木尚亮『食塩と健康』第一出版株式会社　1992
（2）厚生労働省「自然に健康になれる持続可能な食環境づくりの推進に向けた検討会 報告書」2021・6・23
（3）厚生労働省「日本人の食事摂取基準（2020年版）策定検討会報告書」2020
＊日本糖尿病学会『糖尿病治療ガイド2022-2023』文光堂　2022
＊日本糖尿病学会『糖尿病診療ガイドライン2019』南江堂　2019
＊日本高血圧学会『高血圧治療ガイドライン2019』ライフサイエンス出版　2019
＊日本腎臓学会『エビデンスに基づくCKD診療ガイドライン2018』東京医学社　2018
＊日本腎臓学会『慢性腎臓病生活・食事指導マニュアル～栄養指導実践編～』東京医学社　2015
＊日本高血圧学会減塩委員会編集『理論から実践まで減塩のすべて』南江堂　2019

Q19 果物は糖尿病にいいの？ 悪いの？

もう悩まない！ 上手に取り入れよう！

「果物って食べてもいいの？　甘いから血糖値が悪くなるわよね？」
「果物は身体にいいからどれだけ食べてもいいのよね？」
など、果物について患者さんからのたくさんの質問があります。

血糖値や体重を気にしている人にとって、果物の影響は気になりますね。季節ごとに美味しい果物がお店に並び、秋は特に果物が美味しい時期でもあります。果物には旬があるのも魅力の一つです。頂き物でたくさん貰う人もいるでしょう。糖尿病だからと言って、せっかくの美味しい果物を食べられないのは寂しいですよね。

果物にはビタミンやミネラルなど栄養成分がたくさん含まれているので、「栄養バランスを整える」という意味では、毎日の食生活になくてはならないものです。果物に限らず、「基本的に糖尿病だから食べてはいけない食品」はありません。

しかし、糖尿病の患者さんが糖質をたくさん含む果物を食べ過ぎてしまうと血糖値が悪くなる原因になります。安心して美味しく食べるため、果物の特徴や適切な量、食べ方に気をつけながら、食生活に上手に取り入れて旬の味わいを楽しみましょう。

①果物に含まれる成分の違いと血糖値への影響

糖質とは、脳や身体を動かすエネルギー源になる栄養素で単糖類、二糖類、多糖類に分類されます。単糖類はそれ以上分解されない糖類で、ブドウ糖（グルコース）、果糖（フルクトース）、ガラクトースがあります。二糖類は単糖類が二つ結びついたものでショ糖（ブドウ糖＋果糖）、麦芽糖（ブドウ糖＋ブドウ糖）、乳糖（ブドウ糖＋ガラクトース）などがあり、多糖類は単糖類がいくつも連なったもので、でんぷん、グリコーゲンなどがあります。

皆さんにお馴染みの砂糖は正式には「ショ

糖質の種類

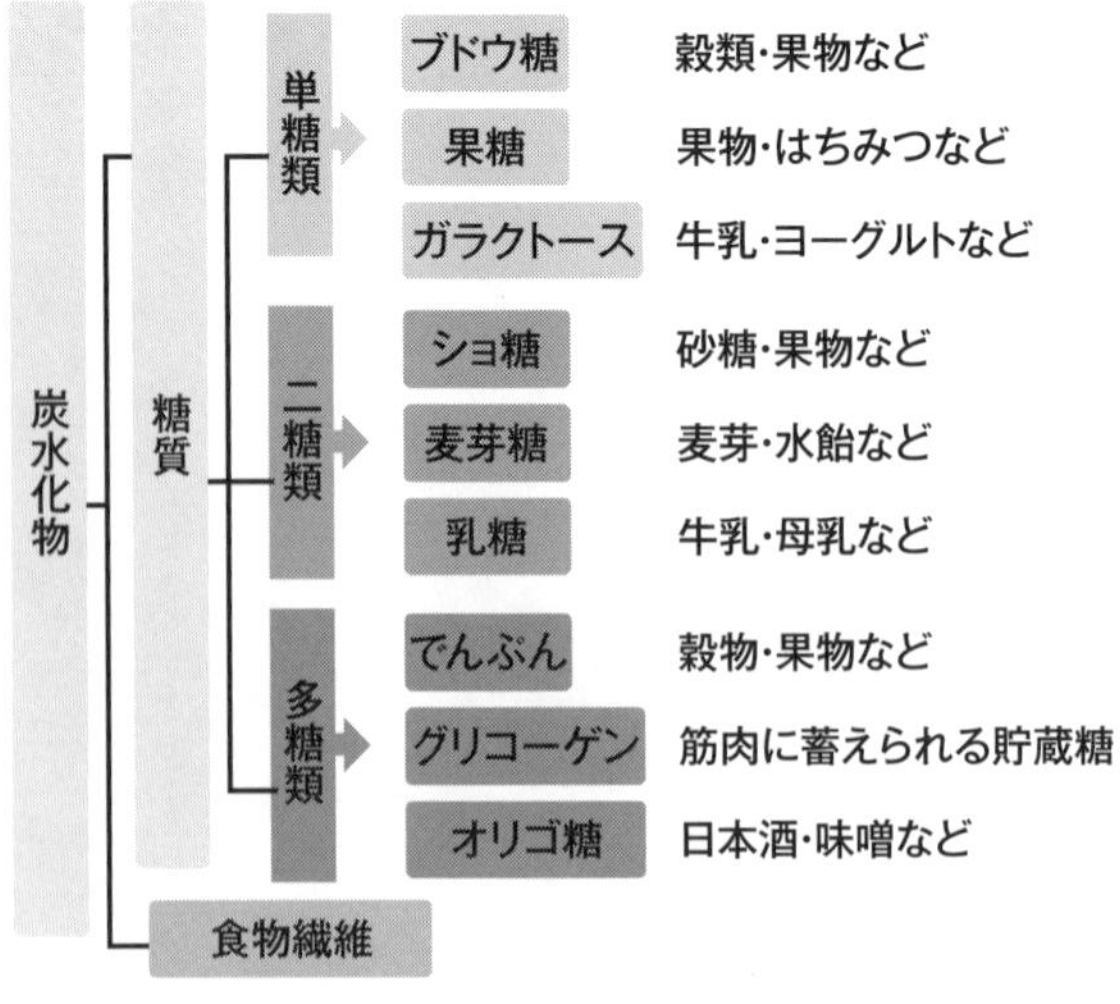

糖」と呼びます。果物にはブドウ糖、果糖、ショ糖、でんぷんが含まれています。糖質の成分は果物の種類によって違いますが、糖質は原則「1g＝4kcal」のエネルギー源となります。一般的に単糖類であるブドウ糖は、小腸から吸収され、血液中に入り血糖値が急に上がります。一方、果糖はブドウ糖より血糖値の上がり方は緩やかとされていますが、ほとんどが肝臓で代謝され、中性脂肪に変わり、余分なものが脂肪として貯えられるため、たくさん摂り過ぎると糖代謝異常や中性脂肪の増加や肥満につながる恐れがあります。

ショ糖やでんぷんにもブドウ糖は含まれていますので、ブドウ糖よりやや緩やかですが、血糖値は上がります。果物に含まれる糖質量によって血糖値の上がり方に違いがあることを覚えておきましょう。

②冷やすと甘さを感じる果物の謎

近頃、スーパーで果物に「糖度」という表記が見られますよね。糖度が高いと甘くて美味しいイメージがありますが、あまり知らないという方が多いのではないでしょうか。「糖度が高い」＝「甘味が強い」

甘味度

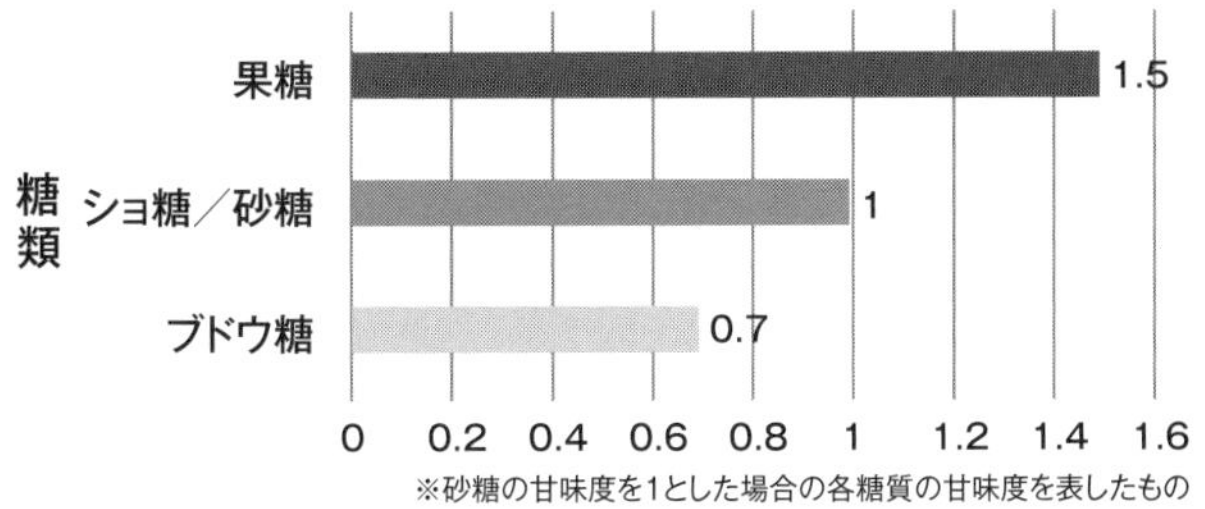

※砂糖の甘味度を1とした場合の各糖質の甘味度を表したもの

というわけではないのです。甘味度は糖の種類によって違います。甘味度は人の味覚で決められる甘さの指標で、砂糖の主成分であるショ糖の甘さを1とした時に比較して表されるものです。つまり、食べた時に感じる甘さを数字に表したものです。

ブドウ糖は0・6〜0・7です。果糖は1・2〜1・5と砂糖よりも甘味度が高く、糖類の中で最も甘味を持つ糖です。また、冷やすことで甘みが強くなります。果糖は常温ではブドウ糖やショ糖よりも甘く感じるのですが、0℃まで冷やすとショ糖の1・5倍の甘さを感じ、温めるとショ糖程度まで甘さは感じにくくなります。果糖は温度を下げると甘みが増すので、果糖を多く含む果物は冷やすとより甘く感じるのです。逆にショ糖の多い果物を冷やしても変化が少ないので、甘みは変わりません。

ぶどうやりんご、なしなど果糖を多く含む食品は、冷やして甘みを楽しみましょう。

https://www.seitokogyokai.com/knowledge/　精糖工業会「甘味料の総覧」

③1日の適切な量を覚える

果物の適量といっても、色々な種類があるのですべて覚えておくのは難しいですよね。自分が適量だと思っていても、それがとても多かったり…なんてこともあります。次ページの表を見て、普段よく食べる果物の適量がどのくらいか確認しましょう。

それぞれの果物によって適量は違い、1日の摂取量の目安は1単位の80㎉です。1日の適量の一例を季節ごとにお見せします。春が旬である、いちごの1日の適量は約12粒（「可食部分1単位の重さ：以下同じ」250g）、さくらんぼは約15粒（150g）、夏が旬であるバナナ（中）は1本（100g）、スイカ（中）は1／12玉（200g）、秋が旬である柿（中）は1個（150g）、ぶどう10～15粒（150g）、冬が旬であるりんご（中）は1／2個（150g）、みかん（中）は2個（200g）など正味の重量は約150～200g程度になります。ただし、2種類を1日に食べる場合は適度な量の半量ずつを食べるようにしましょう。腎機能の低下している患者さんでは果物に含まれるカリウムが問題になる場合もあります。カリウム制限がある方は下記の目安量とは異なります。

1日の摂取量の目安（1単位=80kcal）

季節	種類			
春	いちご 約12粒（250g）	マンゴー 中1/2個（150g）	さくらんぼ 約15粒（150g）	びわ 中4個（200g）
夏	バナナ 中1本（100g）	もも 中1個（200g）	スイカ 2切れ（200g）	パイナップル 1口大5切れ（150g）
秋	柿 中1個（150g）	ぶどう 10粒（150g）	なし 大1/2個（200g）	いちじく 中3個（150g）
冬	りんご 中1/2個（150g）	みかん 中2個（200g）	キウイ 中1個半（150g）	はっさく 中1個（200g）

糖尿病食事療法のための食品交換表　第七版　日本糖尿病協会・文光堂

必ず、主治医や管理栄養士に確認しましょう。

また、糖尿病患者さん以外の方でも糖尿病の食事療法はだれにでもおすすめしたい健康食ですので、目安として考えるといいでしょう。

＊「1単位＝80kcal」とは、糖尿病療法のための食品交換表で使われる食べる量を量るものさしです。

④果物に含まれる糖質量の違い

果物の種類により含まれる糖の種類や量もさまざまです。日本食品成分表（八訂）の炭水化物表より、いくつかの果物を1単位（80kcal）当たりでブドウ糖、果糖、ショ糖、でんぷんに分けて図にしました。果物によって、ブドウ糖、果糖、ショ糖、でんぷ

<各果物の分量は1単位(80kcal)>

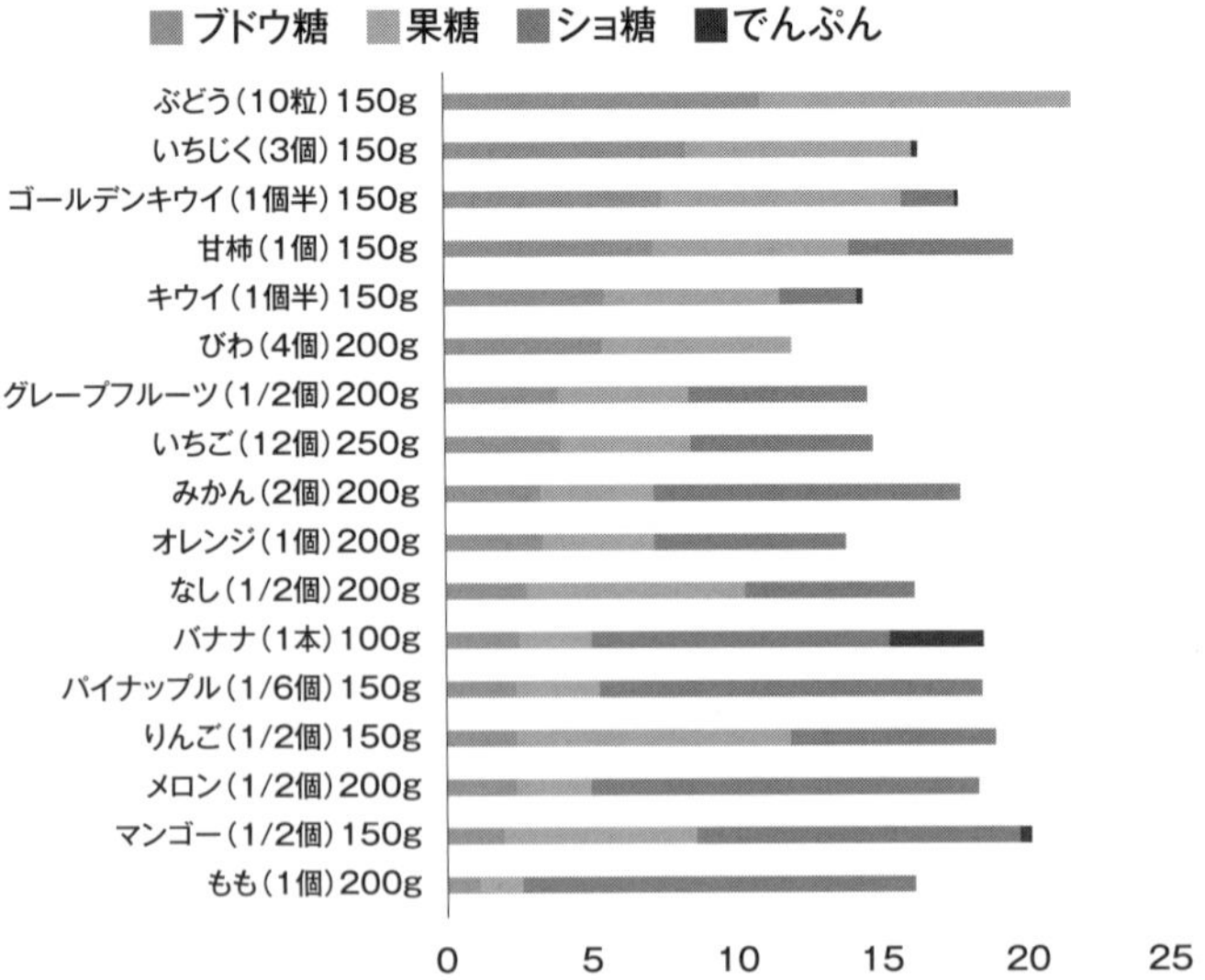

日本食品成分表（八訂）炭水化物表より
日本食品成分表 2021（八訂）医歯薬出版株式会社

んの含まれる量は違うので同じカロリーであっても、血糖値の上がり方には違いがあります。

果糖を多く摂り過ぎると、中性脂肪増加や肥満、尿酸値上昇につながりやすいともいわれています。食べ過ぎは好ましくありませんが、食物繊維やビタミンCも多く含まれていますので、それらによる効能も期待できます。

⑤アボカドを食べる時に知っておきたいこと

なめらかな口当たり、濃厚な味が特徴的なアボカド。スーパーの多くに置かれていて、サラダに入れたり、色々な料理に使われていますね。糖尿病療法のための食品交換表で多くの果物は、「果実類（表2）」に分類されていますが、アボカドはバターや植物油、豚バラ肉、ナッツ類などと同じ「脂質を多く含む食品（表5）」に分類されています。別名「森のバター」と呼ばれるほど、脂質を多く含む食品なのです。アボカドの1個（約160g）当たり約320㎉あるため、ご飯200gとほぼ同じカロリーです。

コレステロール値を下げる働きや血液をサラサラにする効果のある脂肪の成分を含み、カリウム、ビタミンE、食物繊維も多く、美肌や若さを保つのに役立つといわれる栄養価の高い食品です。

しかし、カロリーや脂質の摂り過ぎは体重が増加しやすく、血糖コントロールを悪化させる原因になります。表5の脂質を多く含む食品の摂取がアボカドのみの場合は1日、1単位である1／4個（40g）が適切な量になります。1日の食事の中で揚げ物など脂質を多く含む食品を食べる場合は、アボカドの量は少量にする、控えるなど調整し、食べ過ぎないようにしましょう。

⑥フルーツジュースや野菜ジュースはおすすめできません

糖尿病の食事療法を行っている方で果物不足や野菜不足をジュースで補うため、また、健康のためにと思って取り入れていませんか？　でも、多くの糖質が加えられているものも

糖尿病食事療法のための食品交換表（第7版による）による
6つの食品グループと調味料

炭水化物を多く含む食品「I群」	表1	穀類、いも、炭水化物の多い野菜と種実、豆（大豆を除く）
	表2	くだもの
たんぱく質を多く含む食品「II群」	表3	魚介、大豆とその製品、卵、チーズ、肉
	表4	牛乳と乳製品（チーズを含む）
脂質を多く含む食品「III群」	表5	油脂、脂質の多い種実、多脂性食品
ビタミン・ミネラルを多く含む食品「IV群」	表6	野菜（炭水化物の多い野菜を除く）海藻、きのこ、こんにゃく
調味料		みそ、みりん、砂糖など

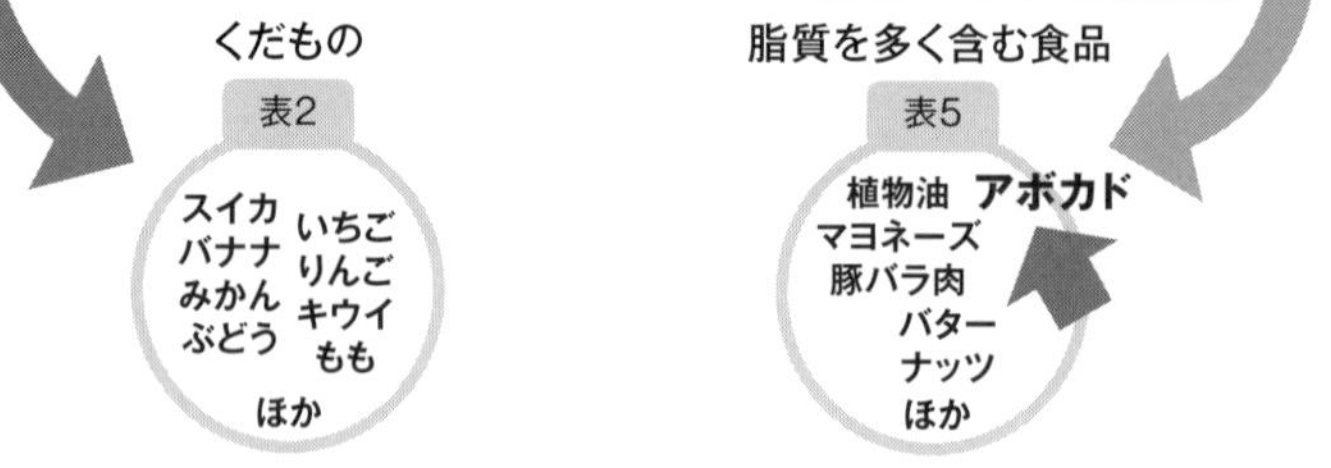
くだもの
表2
スイカ
バナナ
みかん
ぶどう
いちご
りんご
キウイ
もも
ほか
脂質を多く含む食品
表5
植物油
アボカド
マヨネーズ
豚バラ肉
バター
ナッツ
ほか

あり、糖尿病を悪化させてしまう可能性があるんです。

フルーツジュース、野菜ジュースは果物、野菜を絞った汁のことをいいます。生の果物や野菜には食物繊維が多く含まれています。噛んで胃で分解され、小腸に流れていき、栄養素が少しずつ吸収されて、血糖値の上昇は緩やかになります。一方、食物繊維をほとんど含まないジュースは吸収が速いため、血糖値が一気に上がり、高血糖の原因となります。市販のジュースはのど越しをよくするために、作る過程で血糖値の上昇を緩やかにする食物繊維がほぼ除かれています。急速に絞ることで消化酵素も失われ、加熱殺菌することで熱に弱いビタミンも少なくなります。

このようにフルーツジュースや野菜ジュースは生の果物や野菜と比較すると栄養価は低く、血糖値に影響しますので避けた方がいいでしょう。

また、「これ1本で1日分の野菜が摂れる」というキャッチコピーが付けられた商品もあるので、なんとなく健康的なイメージがありますが、栄養表示を見ると、糖質が多く含まれているものもあります。

某メーカーの野菜ジュース（200㎖）の栄養表示ではエネルギーが73㎉、糖質が14・5gと表示され、別の某メーカーの果物入り野菜ジュース（200㎖）にはエネルギーが68㎉、糖質15・7gと記載されています。これは、エネルギー、糖質ともにご飯50gと同じ値です。

また、一般的なオレンジジュース（濃縮還元ジュース200㎖）は、エネルギーが90㌔カロリー、糖質20gの栄養表示になっています。例えば、オレンジジュースを1日に2本（400㎖）飲んだとすると、ジュースだけで約40gの糖質を摂ることになり、これはご飯をお茶碗軽く1杯（100g）の糖質量（35・6g）より多い量になります。サラサラとしたフルーツジュースはご飯と違って、一気に飲み干してしまうことも珍しくありません。そのため、急激な血糖値上昇につながる可能性が高くなります。

それでは、糖質カットの野菜ジュースはどうなのでしょうか？

某メーカーの糖質カット50％オフ（200㎖）であれば、エネルギーは34㌔カロリー、糖質6・3gです。通常のものと比べると血糖値の上がり方は低いと考えられます。どうしても必要な時は、糖質カットのものや機能性食品の食物繊維が加えられたものを選ぶようにしましょう。

https://dm-net.co.jp/calendar/2014/022268_2.php　糖尿病ネットワーク　https://tokuteikenshin-hokensidou.jp/news/2018/007267.php　保健指導リソースガイド

⑦知らない間に果糖を摂っている？

異性化糖という言葉を見たり、聞いたりしたことはありますか？　あまり馴染みのない言葉ですよね。

異性化糖とは、主にブドウ糖と果糖からなる液状の糖のことです。異性化糖は、とうもろこし、ジャガイモ、サツマイモなどのでんぷんを原料とし、酵素によってブドウ糖に、さらに一部を果糖に分解して変換し、液糖として使用されます。

実は、多くの清涼飲料水や乳飲料、ドレッシング、焼き肉のたれなどには、この異性化糖が使用されているので果糖が含まれているということになります。

日本農林規格（JAS）によると、糖のうち果糖含有率の割合が、50％未満はブドウ糖果糖液糖、50％以上は果糖ブドウ糖液糖、90％以上は高果糖液糖と定められています。

②でお話ししたように果糖は甘味が強い特徴があります。低温で甘味度が増し、清涼感も強くなることから清涼飲料水や乳飲料、冷菓などに適していること、また価格が安いこともあり、異性化糖は普及したといわれています。

ブドウ糖を摂ると、インスリンを分泌し血糖値が上がるため、脳は満足感を感じますが、果糖はインスリンを必要とせず、

清涼飲料水

●品名:清涼飲料水
●原材料名:果実（オレンジ）、糖類（果糖ぶどう糖液糖、砂糖）/酸味料、香料、ビタミンC

乳飲料

●品名:乳製品乳酸菌飲料●ぶどう糖果糖液糖、砂糖、脱脂粉乳/香料

焼肉のたれ

●品名:焼肉のたれ
●原材料名:しょうゆ、果糖ぶどう糖液糖、砂糖、りんご果肉、レモン果汁、ごま油、にんにく、他

血糖値を直接上げません。そのため、満足感を感じにくく、摂取し過ぎることで脂肪が蓄えられ、肥満などにつながると考えられています。

皆さん、是非ご自分の冷蔵庫を開けて、食品の原材料表示を確認してみてください。いろいろな加工食品に含まれていることがわかります。液体で、他の糖類と混ざった状態での摂取は、口にした量の把握が難しいものです。また、加工食品など異性化糖を含む食品を利用する機会が多いと、無意識に果糖を口にする機会も増えやすくなります。食品を購入する際には、栄養成分表示に加え、原材料表示もよく確認して利用しましょう。

https://www.maff.go.jp/j/jas/jas_kikaku/attach/pdf/kikaku_itiran2-342.pdf 日本農林規格（JAS）農林水産省

https://www.nitten.co.jp/syrup.html　日本甜菜製糖株式会社

⑧その他、果物についての一問一答

1）干し柿や干しぶどうなどのドライフルーツは果物なの?

ドライフルーツは干しているうちに水分が抜けて糖度が増し、少量であっても血糖値が上がる原因になります。また、食品交換表では果物の分類ではなく、嗜好食品の扱いになりますので、食べ過ぎないように少量にとどめておきましょう。

2）缶詰の果物は食べていいのですか？

缶詰の果物はビタミン含有量が少なく、砂糖が含まれていますので、糖尿病の方には不向きな食品です。ドライフルーツと同様に食品交換表では嗜好食品として扱います。たまに食べる程度なら問題ありませんが、習慣的に食べるのは避けましょう。また、果物が入ったゼリーも同様です。

3）果物はどの時間帯に食べるのがいいのでしょうか？

エネルギーに変わりにくい時間帯である夕食後は、高血糖になりやすく、中性脂肪に変わりやすくなります。そのため、夕食後は避け、朝か昼など日中の時間帯に食べることがおすすめです。ただし、1日の適切な量は守りましょう。

4）スムージーは飲んでいいですか？

スムージーは食材がまるごとブレンドされていて、ジュースと違って食品全体の食物繊維が保たれていると考えられますが、お店で売られているスムージーには果物が含まれていたり、砂糖が加えられている可能性もありますので注意しましょう。

また、手作りの場合は、葉野菜を多めに加えたり、果物を入れる場合は1日の適切な量の範囲内で使用したりと工夫が必要です。食物繊維が含まれるスムージーであっても、糖質も含んだ液体の飲料ですので果物や野菜を食べた時より、急速に血糖値が上がる要因になります。

https://www.e-healthnet.mhlw.go.jp/information/food/e-01-003.html
eヘルスネット　厚生労働省

最後に、果物は適量であれば糖尿病の患者さんでも安心して食べることができます。1日の摂取目安量を参考にして、毎日の食生活に取り入れましょう。

（管理栄養士　宮﨑朋香）

4章

日常生活での注意点

Q20 糖尿病患者は感染症に弱いってホント？

感染症を予防しよう！

糖尿病患者さんは健康な人と比べると、感染症にかかりやすいことをあなたはご存じでしょうか？ なぜ、糖尿病があると感染症にかかりやすくなるのでしょうか。どんな感染症が多いのでしょうか。感染症になった時には、何に注意すれば重症化を防ぐことができるのでしょうか。また、感染症を予防するには何が良いのでしょうか。一緒に考えてみましょう！

（1） 糖尿病があると、なぜ感染症にかかりやすくなるの？

①免疫機能の低下

糖尿病患者さんが感染症にかかりやすい理由として、1つ目に、免疫機能の低下が挙げられます。体内にウイルスや細菌が侵入した時に、それらを食い殺す働きをする中心的役割があるのが好中球です。好中球はインスリンの働きによって糖をエネルギーに変え、そのエネルギーを使って病原体のところまで移動して病原体を退治します。糖尿病でインスリンの働きが十分でない状態では、好中球がエネルギー不足になり、これらの働きが悪くなってしまうのです。また、一度感染すると、再び同じ病原体が侵入した際に抗体が作られて感染を予防する機能があるのですが、抗体を作る働きにもエネルギーが必要になるので、糖尿病では抗体反応も鈍くなり、感染を起こしやすくなります。

②高血糖による血流の悪化

2つ目の理由に、血流が悪くなることが挙げられます。糖尿病で高血糖の状態が続くと、血中に過剰になったブドウ糖が血管の壁にある内皮細胞に入り込み、血管壁を傷つけてしまうと考えられています。特に細い血管では血管壁も薄いので傷つきやすく、血流も悪くなります。血流が悪くなると酸素や栄養不足により細胞の働きも低下し、白血球が感染部位に到達しにくくなり、感染症を引き起こしやすくなります。また感染で受けたダメージの回復にも時間がかかります。

③感染による血糖値の上昇

3つ目の理由に、感染によって血糖値が普段より上昇することが挙げられます。ウイルスや細菌に感染すると、インスリンを効きにくくする物質が産生され、血糖値がふだんよりも上昇します。その結果、糖尿病の状態をより悪くし、感染症をさらに進行させてしまうという悪循環が生まれます。

④神経障害による感染の悪化

4つ目の理由に、糖尿病の合併症である神経障害がある場合では感染を悪化させるという理由が挙げられます。私たちの内臓は自律神経によって支配されています。自律神経は、内臓や血管などのはたらきを24時間、休まず自動的に調整してくれるシステムです。糖尿病による神経障害がある場合は、自律神経にもその影響が及ぶこともあり、内臓の働きも乱れやすくなります。また、痛みを感じる神経も障害されるので、感染症にかかっても症状が表れにくくなります。その結果、感染症にかかっていることに気がつくのが遅れてしまい、その間に病気が進行してしまうのです。

(2) 糖尿病患者さんがかかりやすい感染症とは?

糖尿病患者さんがかかりやすい感染症には、尿路感染症、呼吸器感染症、皮膚の感染症、歯周病などがあります。

①尿路感染症

尿路感染症は頻度が一番多く、膀胱炎、急性腎盂腎炎がその代表です。糖尿病による神経障害がある場合、排尿がうまくいかず尿が滞り、尿路感染症を生じやすいといわれています。

膀胱炎は、糖尿病の男性では約5%、女性では約10%にみられます。健常者の尿と比べると、細菌が混じっている割合が2～5倍であるといわれています。

通常、尿は無菌で、細菌は膀胱や尿道に侵入しても尿と一緒に排泄されます。しかし、トイレを長時間我慢したり、冬場などに水分を控え、膀胱に尿が3時間以上溜まった状態になると、細菌が増殖し始めます。前述した通り、糖尿病患者さんは免疫機能が低下しているため、好中球などの免疫細胞の働きが悪くなり、膀胱内の細菌を排除しにくくなります。

さらに、糖尿病患者さんの尿中には糖が含まれており、特に尿中に糖を排泄する働きのあるSGLT-2阻害薬を内服している場合、尿中に糖が多量に排泄されるため、尿中の糖を栄養源にして細菌がより繁殖しやすくなるのです。

尿路感染症では、軽度の膀胱炎の場合、頻尿や残尿感、排尿痛などの症状が表れます。尿検査では肉眼で血尿を確認できなくても、血液が混じっている場合もあります。重症化する急性腎盂腎炎を引き起こし、血尿、発熱、悪寒などの症状が現れます。これらの症状がある場合は、早めに受診しましょう。診断には尿検査・血液検査・画像検査を行うことがあります。治療には抗菌薬の飲み薬や注射薬を使用します。

②呼吸器感染症

糖尿病患者さんは肺の感染症にもかかりやすく、感冒（風邪）をはじめ、肺炎球菌に由来する肺炎、肺結核などにも感染しやすいのです。熱が下がらない、風邪症状が長引いている、咳がずっと続くなど、いつもと違う症状がある場合は主治医に相談し、適切な治療を受けましょう。呼吸器感染症は通常風邪の症状から始まりますが、感染症が重症になるほど症状は重くなり、胸痛や呼吸困難、発熱、悪寒などの症状が現れます。糖尿病患者さんは免疫機能が低下しているため、肺や気道での感染も広がりやすく、健康な人と比べて重症化しやすいため、風邪症状が長引く場合も注意が必要です。

③皮膚の感染症

高血糖により神経障害や細かい血管が傷つきやすくなります。怪我をしても気がつかなかったり、皮膚にウイルスや細菌が侵入しやすくなり、皮膚の感染症を生じやすくなります。

糖尿病では皮膚が乾燥する場合があり、痒みによる引っ掻き傷から感染することもあります。また、陰部や爪、趾間のカンジダ症、足白癬（水虫）になりやすいといわれています。

また、神経障害が進むと、足底や下腿に痛みを伴わない水疱や血疱ができることもあります。これらは糖尿病水疱症といって、破裂して感染してしまうと、糖尿病壊疽に発展しやすくなります。このように、糖尿病の方は足をはじめ、皮膚の感染症にかかりやすいのです。全身の皮膚の観察、皮膚の清潔、フットケアを行い、皮膚の感染症を予防しましょう。

④歯周病

口のなかの病気にも糖尿病は深く関わります。歯周病は、細菌の感染による歯周組織の慢性的な炎症であり、糖尿病では重症化しやすいといわれます。

歯周病では、歯肉が腫れ出血しやすくなり、進行すると歯茎が下がって、歯が長くなったようにみえます。歯周ポケットが深くなると、血や膿が出てくることもあり、最終的には歯が抜ける場合もあります。歯周病が重症であると血糖値も悪くなり、逆に歯周病治療によって、慢性炎症がよくなると、血糖値はよくなるといわれています。詳しくは、Q22、227ページの糖尿病と歯周病の項目をご覧ください。

(3) 感染症になったとき、なにに注意すればいいの?

①事前に気をつけておくこと

風邪や胃腸炎などになって自宅で療養する場合、体調によっては食事も十分に摂取できないときもあるでしょう。糖尿病患者さんが感染で体調が悪くなった状態は〝シックデイ〟といい、薬の使い方や療養の仕方に工夫が必要です。詳しくはQ10、85~93ページのシックデイの項目をご覧ください。事前に、主治医に使用しているお薬をどのように調整するとよいか、相談しておきましょう。

②感染症の治療で大切なこと

治療は感染の部位や病原菌ごとに異なり、適切な抗菌薬・抗真菌薬などの治療が必要となります。感染による影響で血糖のコントロールが悪くなると、治癒が遅れたり重症化したりする場合もあります。前述のように、血糖値が高い場合は菌と戦う力が弱まるので、入院してインスリンを使用し、厳格な血糖管理を行うこともあります。

また、神経障害の影響で痛みを感じない場合も多く、気づいた時には重症化していることもあるので、まずは感染症にかからないことが大切です。そして、感染した場合には適切な治療を受け、症状の重症化を予防することが大切です。

（4）感染症を予防するには、どうすればいいの？

①適切な血糖コントロールが大切です。

感染症を未然に防ぐためには、血糖値をできるだけ正常に保つことが大切です。これまで見てきたように、糖尿病の合併症である神経障害や血管障害は感染症の素因となることがあるため、感染につながる合併症を防ぐためにもやはり良い血糖値を保つことは重要です。

②感染に早く気がつくように、ご自分の体調を気にかけましょう

日頃から身体の異常に早く気がついて、感染を早く見つけることが大切です。ご自身の体調で変化がないか定期的に観察を行い、身体の傷や異常がないか確認しましょう。また、うがいや手洗い、マスクの着用をして感染予防に努めたり、バランスの良い食事、適度な運動、十分な睡眠を心がけ、感染症に対する抵抗力を上げることが大切です。

（5）予防接種を受けましょう

感染症の中には、インフルエンザ、肺炎球菌による肺炎など、ワクチンを接種することで、感染予防、重症化を防ぐことができるものもありますので、糖尿病患者さんは予防接種も上手に活用し、感染予防に努めましょう。

（看護師　塗師ひかる）

参考文献
日本糖尿病療養指導士認定機構編・著『糖尿病療養指導ガイドブック２０２０』
佐藤　則之 清水 弘行 森 昌朋「糖尿病における易感染性の原因 ― 好中球殺菌能を中心として―」

Q21 もの忘れが多いのですが、大丈夫でしょうか？

糖尿病と認知症の関わり

糖尿病と認知症に関係なんてあるの？ と思われる方もいらっしゃると思いますが、実は関係があるのです。

誰でも年を重ねると、物忘れをしやすくなったり、身の回りのことができなくなったりしますが、特に糖尿病のある高齢者は、高血糖の状態が長く続くことで脳の神経にダメージを受け、認知機能が低下しやすくなります。他にも脳の動脈硬化が進むため、脳梗塞を発症するリスクが高くなり、血管性認知症にもなりやすくなります。また、もともと軽度の認知障害がある方では、さらに進んで認知症が発症しやすいといわれています。

具体的には、糖尿病の方はそうでない方と比べて、アルツハイマー型認知症に約1・5倍なりやすく、脳血管性認知症に約2・5倍なりやすいことがわかっています。また、糖尿病治療で重症低血糖が起きると認知症を引き起こす危険が高くなるといわれています。

一方で、認知機能が低下すると食事や運動療法、薬や注射の管理がうまくできなくなり、糖尿病の悪化につながることがあります。
このため認知症についてよく知り、予防することや悪化を防ぐことが大切です。

認知症はどんな病気？

最近、人の名前が思い出せなくなった、もの覚えが悪くなったという方。もしかして認知症では？ と心配になっていませんか？ こうした「もの忘れ」は年齢とともに起こる脳の老化によるものです。認知症は、加齢による「もの忘れ」とは違います。認知症とは、いろいろな原因で脳の細胞が死んでしまったり、働きが悪くなったりしたために、さまざまな障害が起こり、日常生活全般に支障が出ている状態のことを指します。

加齢によるもの忘れと認知症の違い

	〈加齢によるもの忘れ〉	〈認知症〉
原因	脳の老化	病気による脳の神経細胞の変性や脱落
もの忘れ	体験したことの一部分を忘れる（ヒントがあれば思い出す）	体験したことを丸ごと忘れる（ヒントがあっても思い出せない）
症状の進行	あまり進行しない	だんだん進行する
判断力	低下しない	低下する
自覚	忘れっぽいことを自覚している	忘れたことの自覚がない
日常生活	支障はない	支障をきたす

認知症の種類

認知症はいくつかの種類に分けられます。アルツハイマー型認知症は、認知症の中で最も多い認知症です。脳神経が変性することで、脳の神経細胞が徐々に減り、脳が萎縮することで起きる認知症です。症状はもの忘れで始まることが多く、ゆっくり進行することが特徴です。

次に多いのが、脳梗塞、脳出血などが原因で脳の血液循環が悪くなり、脳の一部が壊死してしまうことで起きる血管性認知症です。障害された脳の部位によって症状が異なるため、一部の認知機能は保たれている「まだら認知症」の状態になることが特徴です。症状はゆっくり進行することもあれば、急速に進む場合もあります。また、血管性認知症にアルツハイマー型認知症が合併することも多くみられます。

その他に、レビー小体型認知症、前頭側頭型認知症などがあります。

また、原因となる病気を適切に治療することで症状の改善を見込める認知症もあるため、早く見つけて早く治療を始める

主な認知症の種類別割合

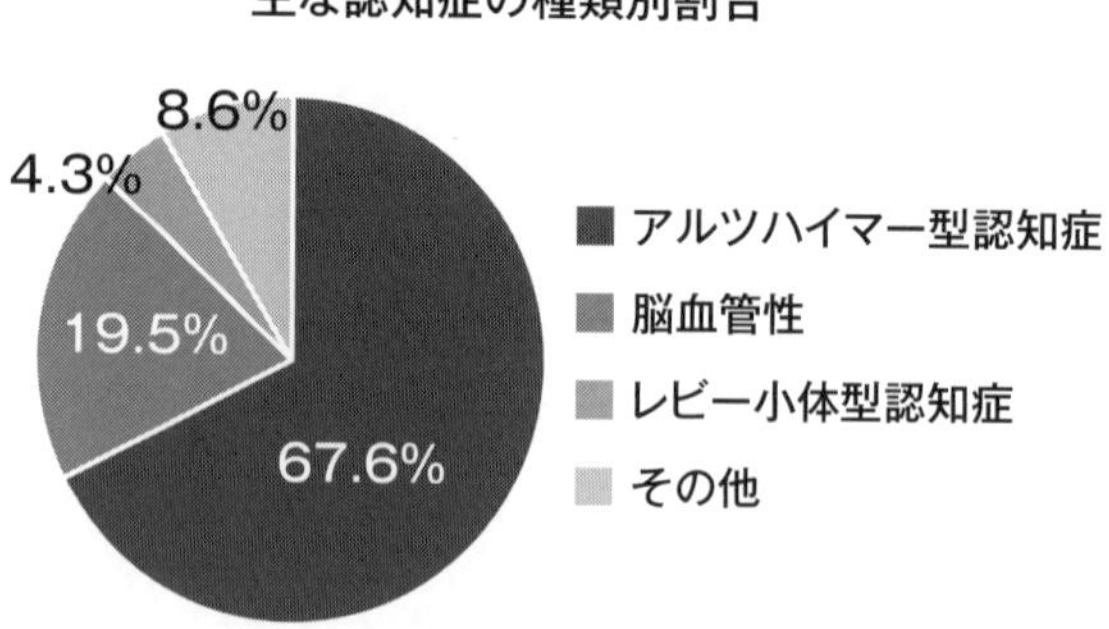

出典：厚生労働科学研究費補助金認知症対策総合研究事業「都市部における認知症有病率と認知症の生活機能障害への対応」平成 23 年度～平成 24 年度総合研究報告書

ことが大切です。認知症かな？と思ったら、早めに受診しましょう。

●軽度認知症（MCI）

MCI（軽度認知障害）とは、健常者と認知症の中間にあたる段階で、認知機能（記憶力、言語能力、判断力、計算力、遂行力など）に多少の問題があっても、日常生活に支障がない状態のことです。MCIは対応によって回復したり、認知症の発症を遅らせたりすることができます。ですので、MCIの段階で認知機能の低下に早く気づき、対策を行うことが認知症予防にはとても大切です。では、どのような症状があれば受診したらよいのでしょうか。

主な認知症の種類と特徴

	アルツハイマー型認知症	脳血管性認知症	レビー小体型認知症
脳の変化	脳の広範囲で神経細胞が変性し死滅するため脳が委縮する	脳梗塞、脳出血などが原因で、脳の血液循環が悪くなり、脳の一部が壊死してしまう	レビー小体という特殊なものができることで、神経細胞が死滅してしまう
特徴的な症状	もの忘れなどの認知機能障害 もの盗られ妄想 徘徊 とりつくろい　など	まだら認知機能障害 手足のしびれ・麻痺 感情のコントロールがうまくいかない　など	注意力・視覚などの認知機能障害 幻覚・妄想 抑うつ状態 手足が震えたり歩幅が小刻みになって転びやすくなる（パーキンソン症状）など
経過	記憶障害から始まり広範な障害へ徐々に進行する	原因となる病気によって異なるが、比較的急に発症し段階的に進行することが多い	調子の良い時と悪い時を繰り返しながら進行する　急速に進行することもある

●こんなことが思い当たれば認知症？

日常の暮らしの中で、認知症の始まりではないかと思われる言動をまとめた「自分でできる認知症の気づきチェックリスト」があります。チェックしてみましょう。ご家族や身近な方がチェックすることもできます。

自分でできる認知症気づきチェックリスト

チェック①　財布や鍵など、物を置いた場所がわからなくなることがありますか？

- □まったくない（1点）
- □ときどきある（2点）
- □頻繁にある（3点）
- □いつもそうだ（4点）

チェック②　5分前に聞いた話を思い出せないことがありますか？

- □まったくない（1点）
- □ときどきある（2点）
- □頻繁にある（3点）

□いつもそうだ（4点）

チェック③　周りの人から「いつも同じことを聞く」などのもの忘れがあると言われますか？

□まったくない（1点）
□ときどきある（2点）
□頻繁にある（3点）
□いつもそうだ（4点）

チェック④　今日が何月何日かわからないときがありますか？

□まったくない（1点）
□ときどきある（2点）
□頻繁にある（3点）
□いつもそうだ（4点）

チェック⑤　言おうとしている言葉が、すぐに出てこないことがありますか？

□まったくない（1点）
□ときどきある（2点）
□頻繁にある（3点）
□いつもそうだ（4点）

チェック⑥　貯金の出し入れや、家賃や公共料金の支払いは一人でできますか？

□問題なくできる（1点）
□だいたいできる（2点）
□あまりできない（3点）
□できない（4点）

チェック⑦　一人で買い物に行けますか？

□問題なくできる（1点）
□だいたいできる（2点）
□あまりできない（3点）
□できない（4点）

チェック⑧　バスや電車、自家用車などを使って一人で外出できますか？

□問題なくできる（1点）
□だいたいできる（2点）
□あまりできない（3点）
□できない（4点）

チェック⑨　自分で掃除機やほうきを使って掃除ができますか？

□問題なくできる（1点）
□だいたいできる（2点）
□あまりできない（3点）
□できない（4点）

チェック⑩　電話番号を調べて、電話をかけることができますか？

□問題なくできる（1点）
□だいたいできる（2点）
□あまりできない（3点）
□できない（4点）

※このチェックリストの結果は、あくまでおおよその目安で医学診断に代わるものではありません。
※身体機能が低下している場合は、点数が高くなる可能性があります。

（東京都福祉保健局　とうきょう認知症ナビより引用）

チェック結果の合計点が20点以上の場合は、認知機能や社会生活に支障が出ている可能性があります。また、20点に満たなくても思い当たることや気になることがあれば、早めに受診相談しましょう。

●受診する前に知っておきたいこと

物忘れや認知症について相談したい時は、どこを受診すればよいのでしょう。一般的には神経内科、精神科、心療内科、脳外科、あるいは、「もの忘れ外来」というような専門外来で診てもらえます。まず、かかりつけ医に相談するのもよいでしょう。

また、受診に先立っていくつか整理しておきたいことがあります。確認してから受診しましょう。

- もの忘れは、日常生活に支障をきたすほどのものか
- 最初の異変は、いつとはなしに出てきたのか、突然に出てきたのか
- この半年の間に症状は進行したか
- これまでの病気や服用中のお薬について

認知症の予防や進行を防ぐためには

認知症の予防には、血糖値を良好に安定させることが重要です。適切な治療によって血糖値をよくすると、認知機能も一部改善することがわかってきています。さらに高血糖だけでなく、高血圧、脂質異常症、メタボリックシンドロームなどの生活習慣病は、認知症につながりや

すいといわれています。1日30分程度の適度な運動、バランスの良い食事、アルコールを減らす、禁煙などでこうした危険因子を減らしましょう。また、楽しくコミュニケーションをとることは、脳へ刺激を与えて脳の神経細胞を活性化させ認知症を予防します。社会の中で役割を持ち、積極的にコミュニケーションをとるよう心がけましょう。

重症低血糖は認知機能を悪化させることがありますので、なるべく低血糖を起こさないようにすることも大切です。高齢者や認知症を伴った高齢者の場合、低血糖を起こさないために緩やかな血糖目標がすすめられています。

認知症のある方の糖尿病治療

●食事、運動について

通常の糖尿病治療と同じように食事療法や運動療法が大切です。栄養不足や運動不足になると、体重が減少し、筋力が落ちてサルコペニア、フレイルといった虚弱体質になります。栄養不足にならないようたんぱく質を含んだ食事をバランスよく摂りましょう。ウォーキングや筋力トレーニングなどの運動も有効です。歩きながら計算をする、踏み台昇降をしながらしりとりをするなど身体と脳を同時に使うと記憶力や判断力が向上するといわれています。転倒に気をつけながら無理のない範囲で行いましょう。

●血糖を下げる薬について

認知症になると、薬を飲み忘れたり、反対に飲みすぎたり、注射薬の量やタイミングを間違えたりする可能性が高くなります。このため薬の種類や錠数、飲む回数を減らす、1回分をひとまとめ（一包化）にするなど飲みやすく変更することがあります。また、血糖を下げる薬や注射はなるべく低血糖を起こしにくいものが選ばれます。

薬や注射の自己管理が難しくなった場合、ご家族や周りの方、訪問看護師や薬剤師、介護士などの協力が必要になります。早めに介護認定の手続きを行うなど社会的サービスを受けられるよう準備しておくとよいでしょう。

（看護師　寺西悦子）

Q22 歯科検診をうけたほうがいいですか？

糖尿病と歯周病の関係

歯周病とはどんな病気でしょうか？

歯周病とは、プラーク（磨き残しの歯垢で細菌のかたまり）が主な原因となり、歯と歯肉（歯茎）の隙間、「歯周ポケット」に複数の細菌が感染して起きる慢性の炎症性の病気です。はじめは歯肉が腫れたり出血しやすくなるなど炎症が歯肉だけに見られる「歯肉炎」ですが、進行すると歯を支える歯槽骨を溶かす「歯周炎」へとつながっていきます。歯周病は初期には自覚症状がほとんどなく進行し、歯を失う最大の原因となっています。

糖尿病と歯周病の関係

糖尿病の患者さんは、糖尿病でない人と比べると約3倍歯周病になりやすいといわれています。これはいったいなぜでしょうか？

●糖尿病が歯周病に与える影響

　糖尿病の患者さんは、唾液の分泌が少なくなり口の中の細菌を洗い流す働きが弱くなります。また唾液中の糖分も多いためプラークがつきやすくなります。血糖値が高いと血流も悪くなり、細菌と戦う機能を持つ白血球の働きも弱めてしまいます。そのため細菌に対する抵抗力も低くなり歯周病の原因菌が増えやすくなります。さらに組織の修復力も低下します。その結果、歯を支える歯槽骨が溶けてしまいます。

●歯周病が糖尿病に与える影響

　歯周病の原因菌が増えると、歯茎に炎症が起きます。炎症の起きている歯茎の血管ではＴＮＦ-αと呼ばれる炎症に関連した化学物質が血管を通って身体中に運ばれます。歯周ポケットから出て血中に入ったこのＴＮＦ-αは、身体の中で血糖値を下げるホルモンであるインスリンを効きにくくするため、血糖値は下がりにくくなります。

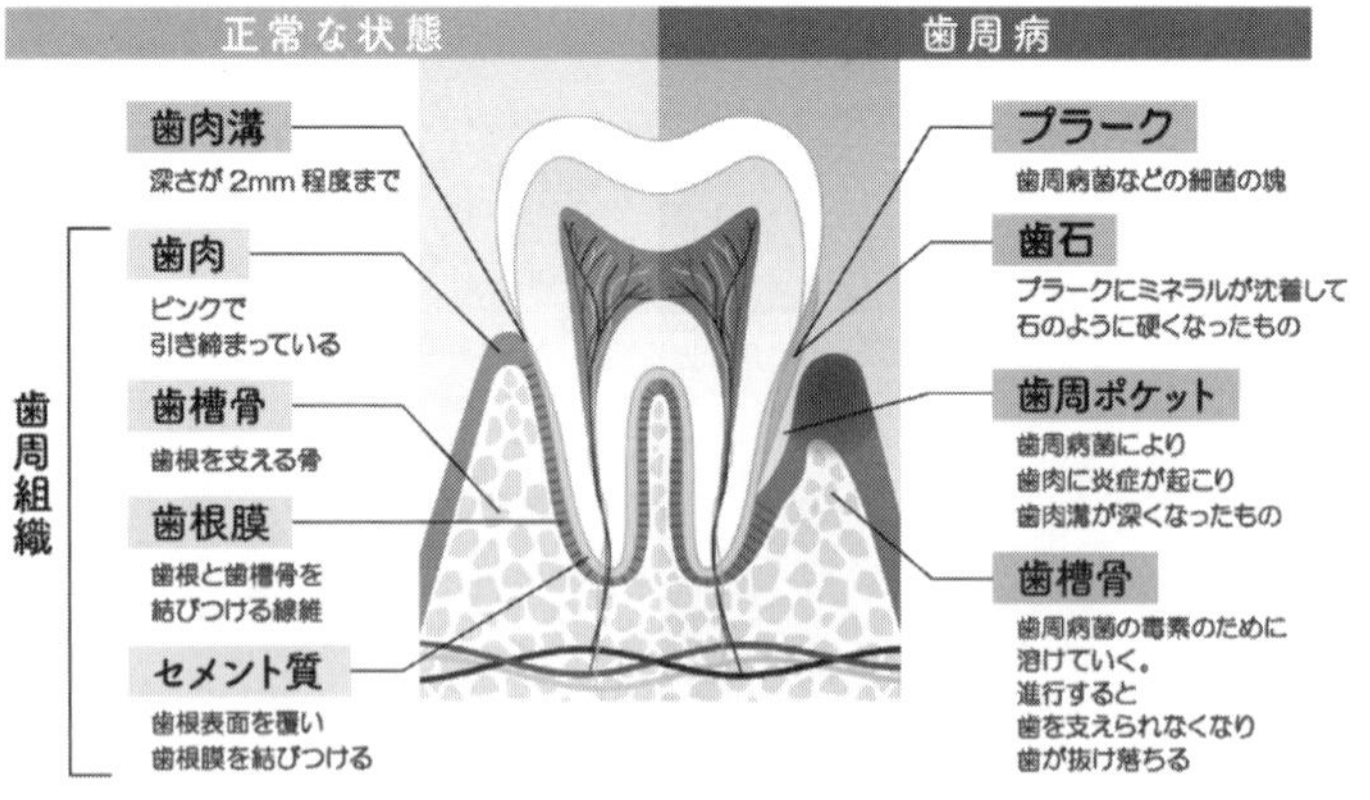

出典・厚生労働省生活習慣予防のための健康サイト

このように、歯周病と糖尿病はお互い密接に影響しあっています。病状に大きく影響する歯周病は、網膜症、腎症、神経障害、虚血性心疾患、脳卒中についで「糖尿病の第6番目の合併症」と呼ばれています。

一方で、歯周病の治療をすれば血糖管理が改善することがわかってきました。歯科医院受診による歯石の除去、歯周ポケット内洗浄、抗菌剤の投与といった適切な治療により歯茎の炎症がおさまると、インスリンの効きが良くなり血糖管理は改善に向かいます。

歯周病の予防や進行を防ぐためには？

歯周病の一番の原因であるプラークを取り除くことです!!

①食べたら歯磨きのセルフケアを習慣にする。

プラークを予防するために毎食後、ていねいに歯を磨きましょう。とくに歯間や歯と歯茎の境目は重点的に磨きましょう。歯ブラシのほかに歯間ブラシやデンタルフロスを使うのも効果があります。歯磨きの最後に薬用成分の入ったマウスウオッシュでうがいをすることで口全体を殺菌、消毒することができます。歯周病菌を増やさないためにも、口の中をいつも清潔に保ちましょう。

②定期的な歯科受診でプロフェッショナルケアを受ける

毎日の歯磨きでプラークを残さないように歯磨きを行っていても、取り切れないプラークは長期間蓄積されると歯石となります。歯石は歯磨きでは取り除けなくなるので、定期的な歯科受診が必要です。歯科受診では、歯周ポケットに付着しているプラークや歯石を超音波振動機器や手用機器を用いて取り除きます。定期的な歯科受診でプロフェッショナルケアを受けることが、歯周病の早期発見と治療につながります。

また歯科受診することで、効果的な歯磨きの方法を知ることができ、普段のお手入れの方法を確認してもらうこともできます。血糖値が良好にコントロールされていれば通常の歯科治療は可能です。しかし血糖コントロールが悪いと抜歯などの出血を伴う治療では傷が治りにくく、感染を起こしやすくなります。口腔内の細菌が血液中に入り込み、心臓内部に感染がおこる感染性心内膜炎のリスクも高くなります。普段から血糖のコントロールを良くしておきましょう。また治療後すぐには食事ができないため、低血糖が起こりやすくなります。以上のような理由から、歯科を受診する際には糖尿病であることを最初に必ず伝えておきましょう。歯科受診の際には、「糖尿病連携手帳」を持参することで、内科医と歯科医とで情報の共有ができ、連携が図れます。

③生活習慣を改善する

歯周病は単なる感染症ではなく、「生活習慣病」でもあります。口の中のそうじが十分でないことに加え、不規則な生活習慣やストレス、喫煙なども関連しています。

なかでも喫煙する人は、喫煙しない人より歯周病になりやすいことがわかっています。タバコに含まれる有害物質は血管を収縮させ血流を悪くさせるので、歯茎の状態は悪化します。自分の意志だけでは禁煙が難しい方は禁煙外来を受診して禁煙を目指しましょう。
また口の中の環境を整えるためには、よく噛んでゆっくり食べることが大切です。よく噛むと唾液の分泌が増えます。唾液には、殺菌作用があり口の中を常に洗い流して、虫歯や歯周病を予防するという働きがあります。その他、よく噛むことは消化を助ける、歯茎が刺激されて血流が良くなる、満腹中枢が刺激されて食べ過ぎを防ぐなどの効果があります。

口の中を清潔に保ち口内の健康を守ることが全身の健康維持につながります。歯を失うということは、大きく生活の質を低下させるだけでなく、生活習慣病や認知症にも悪影響を与えます。食べることは、人生の楽しみでもあり、人の生活において基本的で重要な営みです。心身ともに豊かな生活を送るためにも自分の歯でおいしく食事ができ、「80歳で20本歯を残す」を目標に、よりよい生活習慣を心掛けて血糖管理と歯周病予防に努めましょう。

（看護師　宮城愛子）

参考文献

（1）『糖尿病ケア2017年秋季増刊』ＭＣメディカ出版
（2）西村英紀監修『糖尿病ガイドシリーズ15糖尿病と歯周病をよく知ろう』テルモ株式会社
（3）西村英紀、山根公則監修『糖尿病患者さんが心がける歯周病の予防』Life Scan Japan 株式会社
（4）『糖尿病ケア２０２２年 Vol.19 No.1』ＭＣメディカ出版　Ｐ96－99
（5）細井雅之著『糖尿病教室ミラクルマニュアル』メディカ出版２０１７年　Ｐ１４５
（6）『歯周病は糖尿病の6番目の合併症』兵庫県歯科医師会
（7）国立国際医療センター糖尿病情報センター「歯周病と糖尿病の深い関係」https://dmic.ncgm.go.jp/general/about-dm/070/040/01.html
（8）厚生労働省生活習慣病予防のための健康サイト「歯・口腔の健康」https://e-kennet.mhlw.go.jp/infomation/teeth

Q23 足の病気はどうすれば予防できますか？

糖尿病と足の関係

糖尿病には足のトラブルが起きやすい

皆さんは、今までに「糖尿病足病変」という言葉を聞いたことがありますか？　聞きなれない言葉かもしれませんが、糖尿病患者さんに生じる足のトラブルのことをまとめて「糖尿病足病変」といいます。

糖尿病足病変が起こる要因として、①末梢神経障害、②血流障害、③易感染性（感染しやすい状態）が挙げられます。

①末梢神経障害…感覚・運動神経、自律神経障害

感覚・運動神経障害が起こると、左右対称に足の感覚低下や異常などが起こってきます。足にジンジン・ピリピリした痛みや痺れ、足の裏に紙が貼りついたような違和感といった症状が典型的です。また、痛みなどに対する感覚が鈍くなるため、怪我をしても気づきにくい状態に

なります。

足の筋肉も萎縮するため、変形が起こり、たこやうおのめなどもできやすくなります。

坐骨神経痛や脊柱管狭窄症などの影響で足に痺れを起こす方もいますが、糖尿病神経障害は両足の末端に症状が出ることが多いのが特徴です。

自律神経障害では、立ち眩み・失神・発汗障害・勃起障害・無痛性心筋梗塞などが起こってきます。

②→③血流障害・易感染性

血糖値が高い状態が続くと、動脈硬化が進みやすく血流障害も起こってきます。

また、その影響で身体の隅々まで必要な栄養や酸素が運ばれないため、傷が治りにくくなったり、感染しやすくなったりします。

神経障害・血流障害の検査

神経障害を調べる検査

●アキレス腱反射

写真のように、立て膝でベッドの上に乗ってもらい、アキレス腱を打腱器

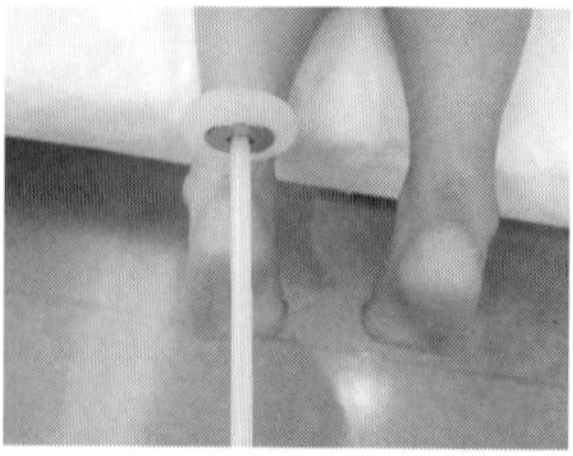

で叩き反射をみる検査です。

神経障害の場合は、反射が低下・消失することがあります。

●振動覚検査
音叉《おんさ》を使用し振動覚（振動を感じる感覚）をみる検査です。

写真の音叉を用い、U字の部分を振動させ、柄の部分（黒キャップの部位）を内側のくるぶしに当てて、振動が感じられなくなるまでの時間を測定します。

時間が10秒未満の場合は振動覚低下があると考えます。

●モノフィラメント検査
写真のように、モノフィラメントという糸を使用し、触覚の有無を確認する検査です。

モノフィラメントを皮膚に対し垂直に当て、当てている部位を患者さんに答えてもらいます。

●心電図R-R間隔変動（CVR-R）
R-R間隔検査とは、自律神経障害を調べる検査になります。

通常は、吸気時にR-R間隔は短縮し、呼気時にR-R間隔は延長します。このように呼吸

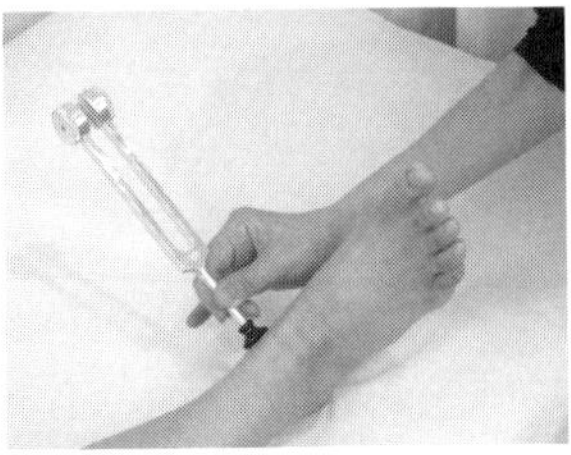

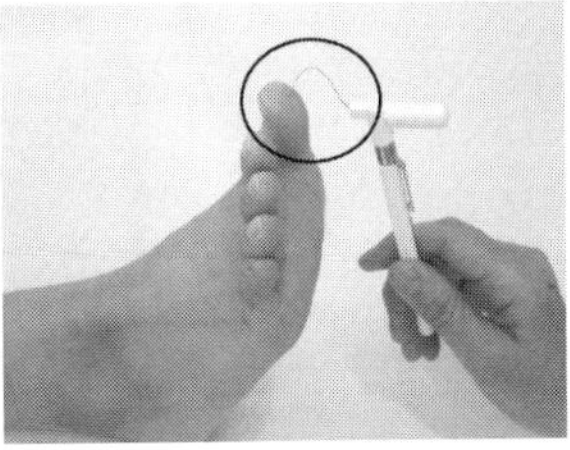

に伴い、R－R間隔は変動しますが、自律神経障害が起こると、変動が起こりにくくなります。

血流障害を調べる検査

上腕足関節血圧比（ABI）は、仰向けの状態で両足首・両上腕の血圧を測定しその比率を計算したもので、血管の閉塞や動脈硬化の有無がわかります。

特別な器具を使わなくても、次のようなテストで血流障害がわかります。

・仰向けの状態で足を上げ30～60秒間足の屈伸をしてもらい、足の変化をみます。血流が悪い場合、足が蒼白になることがあります。

・椅子に腰かけ、両足を下垂させ足の変化をみます。血流が悪い場合、健康な足に比べ遅れて充血します。

早期発見のために、定期的に足の検査をすることが重要です。

足病変・治療内容

よくある足病変を4つご紹介します。

①たこ・うおのめ

足に摩擦や圧力がかかり起こる角質の肥厚のことをいいます。

皆さんも靴が合わなかったり、歩き方により同じ部位に圧力がかかったりして、たこやうおのめができたことはないですか？

一見、たことうおのめは同じように見えますが、圧力をうけ皮膚表面に突出するのがたこで、皮膚の内側に角質の芯ができるのがうおのめです。

神経障害で痛みの感覚が鈍くなると、処置が遅れてしまいがちになり、放っておくと潰瘍を起こすことがあるので注意が必要です。

治療としては、硬くなった角質を軟膏などで柔らかくする、インソールの使用や自分に合った靴選びを行うなどがあります。

中には、カッターやはさみを使い、自身で削っている方もいますが、自身で削るのは、傷をつくり感染のリスクもあるため危険ですので、皮膚科などでの処置をおすすめします。

また、痛みがある場合や明らかに悪化している場合は早めに皮膚科を受診して下さい。

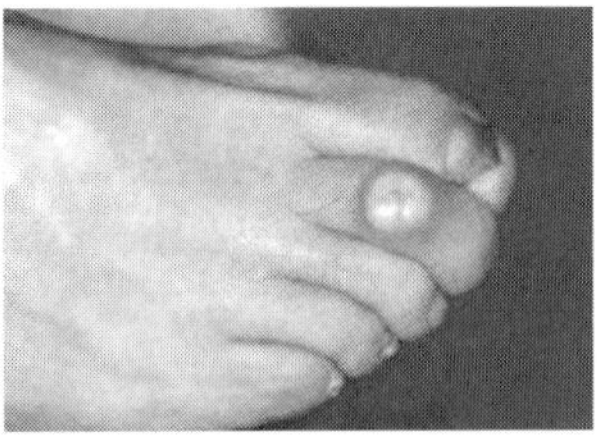

②足・爪白癬

白癬菌による感染症です。

白癬（水虫）はさまざまな部位に発生します。足白癬では、指の間にできる趾間型・足底や足のふちに小さな水泡ができる小水疱型・足底全体が硬く厚くなる角質増殖型、爪白癬があります。

白癬の治療前には、病院にて顕微鏡下で白癬菌の有無を確認する必要があります。

治療としては、皮膚科を受診し内服薬・塗り薬を使いきちんと治療しましょう。また、足を洗い清潔を保つことで菌の繁殖を防ぐことができます。

足が濡れたまま、菌の付着したマットを踏むと感染の原因になるため、足をしっかり拭きましょう。

白癬が治るのに時間がかかるため、皮膚科を通院するのをやめてしまう方もいますが、治るまでは、薬をやめたりせず根気強く治療を続けるようにして下さい。

③巻き爪

名前の通り、爪が巻いているものを巻き爪といいます。爪が皮膚にまで食い込んだ場合は陥入爪《かんにゅうそう》といいます。深爪や陥入爪などが原因で、爪周囲炎を起こすこともあります。

原因は、爪の切り方や合わない靴による指への圧迫などがあります。

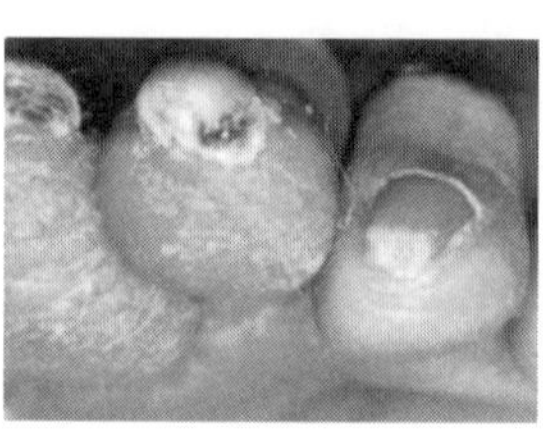

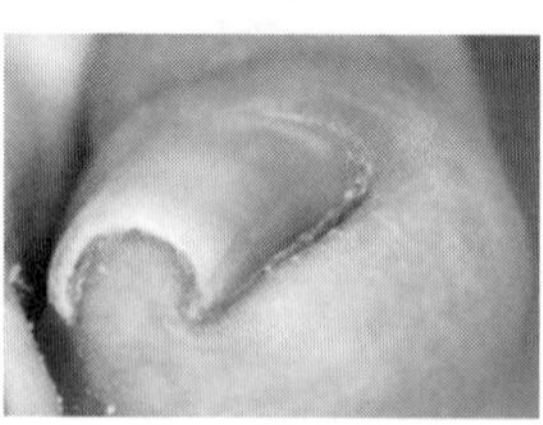

治療としては、皮膚科にてテーピングやワイヤー治療などがあります。また、爪を短く切りすぎると巻き爪が悪化するため、爪の切り方にも注意する必要があります。巻き爪が高度なものは無理に自分で処置せず、皮膚科で処置してもらいましょう。

爪の切り方は、爪を切りすぎず、横にまっすぐカットし、角はちょっと切るかやすりで削るスクエアカットにしましょう。

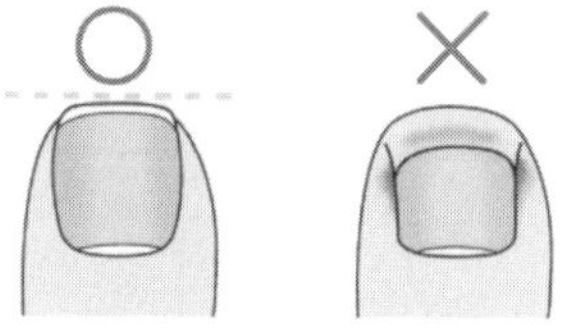

④乾燥・亀裂

高血糖による脱水症状や自律神経障害による皮膚の発汗減少により乾燥が起こります。また、乾燥に伴いバリア機能が低下します。特に圧のかかる部位に多く起こってきます。

治療としては、乾燥のみであれば保湿を行います。しかし、亀裂がひどい場合には皮膚科を受診し、軟膏などを処方してもらう必要があります。

前記以外にもさまざまな足病変があるため、それに応じた治療が必要になります。症状がある場合は自身で無理に処置したりせず、早期に病

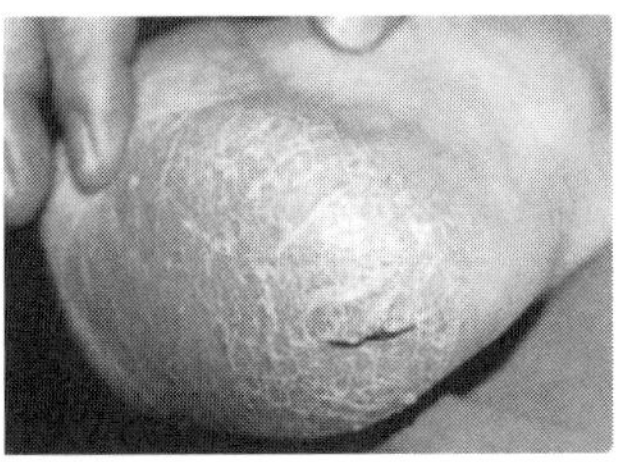

院を受診することが重要です。

また、足病変を未然に防ぐためには、定期的に自身で足の観察・ケアを行う習慣をつけましょう。

自分でできる足のケア・日常生活の注意点

①まずは足の観察をしてみましょう

・足に傷や靴擦れはないか
・爪が変色していたり、変形していたりしないか
・足に腫れ、痛み、赤みはないか
・乾燥・ひび割れはないか
・足に水虫、痒みはないか
・たこ・うおのめはないか

など足全体をよく観察してみて下さい。足の裏が見にくい方は、ぜひ鏡を使用してみて下さい。

②足の清潔を保ちましょう

指の間や爪周囲もきれいに洗い、水分をしっかり拭き取って下さい。

洗浄後は、乾燥を防ぐため保湿剤を使用して下さい。

③普段の生活でも気をつけましょう

・靴によって皮膚が擦れ、傷ができるのを防ぐために靴下を履くようにして下さい。
・靴下は怪我をした時に気づきやすい白色のものがおすすめです。
また、サイズの小さい靴下やゴムがきつい靴下は足を圧迫するので、避けるようにしましょう。
・足に合った靴を選んでみて下さい。
午前中よりも午後の方が、浮腫みで足が大きくなりやすいため、靴を購入するのは午後がおすすめです。

靴は、つま先が狭く締め付けすぎない、ヒールの高くないものを選んでみて下さい。
・バスマットやスリッパなどは感染防止のため共有しないようにしましょう。
・冬場になると、ストーブ・湯たんぽ・靴下用カイロなどで低温やけどを起こすことがあります。
・なるべく、暖房器具使用時はつけっぱなしにしない、近づきすぎないようにして下さい。
また、暖房器具のタイマー機能を利用してつけっぱなしを避けましょう。

糖尿病足病変は進行または放置すると、足が壊死してしまい最悪の場合は足の切断に至る場合もあります。足の切断と聞くとすごく怖く感じると思いますが、日頃から足のお手入れをしていれば、予防できるので安心して下さい。

以上のように定期的な観察・ケアを行い、足病変を予防しましょう！

（看護師　梅谷香奈）

参考文献

日本糖尿病学会編・著『糖尿病治療ガイド』２０２０-２０２１　文光堂
『糖尿病ケア　２０１８　Ｍａｒｃｈ』Vol.15　No.３　ＭＣメディカ出版
日本糖尿病療養指導士認定機構編・著『糖尿病療養指導ガイドブック２０２１』メディカルレビュー社

写真提供

渥美義仁監修『足のケアと糖尿病治療』　サノフィ株式会社

5章

クリニックの舞台裏

Q24 かかりつけ医って必要ですか？

かかりつけ医は一番の相談者

あなたにとってかかりつけ医とはどのような存在でしょうか？

「かかりつけ医」という言葉は以前からあったのですが、新型コロナウイルスの感染拡大以降、「発熱したらまずかかりつけ医に相談を！」とかかりつけ医という言葉を非常によく耳にするようになりました。

複数の科にかかっていて、かかりつけ医はどの先生にすべきか？　などと考え込んでしまう方もいらっしゃって、「先生は私のかかりつけ医ですか？」と聞かれることもあります。

かかりつけ医はあなた自身で選択できます。かかりつけ医とは、あなたがなんでも質問できて、一番あなたのことをわかってくれている医師のことです。

私達は日々かかりつけ医として、病気の治療はもちろん、健康面での疑問や心配を取り去り安心して日々を送っていただけますよう心掛けながら診療にあたっています。

あなたもかかりつけ医をもちませんか。

あなたのことを知りたいのです

　医師の立場からお話しすると、かかりつけ医としてあなたのことを理解するためにはあなたの背景を知っておく必要があります。家族構成、仕事内容、通勤手段、食事時間や就寝時間といった一日のスケジュールなど、時にプライベートなこともお尋ねします。

　あなたが初めて行った病院で「ご家族はおられますか？」とか「どのような仕事をされていますか？」と聞かれると、病気の治療に来たのになぜそんなプライベートなことを聞くのか？と少し驚かれることもあるかもしれません。実際私も医師になった当初はそのようなことを尋ねるのは少し踏み込み過ぎているような気がして、躊躇することもありました。けれど徐々にこの問診が非常に大切だとわかりました。医師やスタッフは決して興味本位で聞いているわけではありません。

　お一人暮らしで自分では調理をしない方、中学生の子どもがいてカロリーの高い食事が多い方、高齢のご家族に合わせて柔らかいものが中心…など家族構成で食事内容も大きく変わります。外食やお惣菜を買うことが多い方ならメニューの選び方のアドバイスを、またご家族の食事にあわせないといけない方には調理の工夫などできることを一緒に考えていく必要があります。

　仕事時間も毎日一定の勤務の方ばかりでなく、夜勤やシフト制など生活リズムが日によって異なる方もたくさんいらっしゃいます。そのような背景を知らずに朝昼夕と薬を処方しても患者さんも毎日同じ時刻に飲むことができません。勤務のパターンによって薬の飲み方の相談をしないといけません。

仕事内容もデスクワークか身体を使う仕事かといったことはもちろんですが、高所で作業をされる方や運転手の方は低血糖には一般の人以上に注意が必要です。

家族構成や仕事内容だけでも、お一人お一人がおかれた背景は千差万別で、その方その方に応じた対策が必要なのです。

病気の症状や血液検査の結果だけでは見えてこないことがたくさんあります。あなたの生活背景も理解した上で治療方針を相談できる。そんな医師があなたにとってかかりつけ医ではないでしょうか。

患者さんに教えてもらったこと

この仕事についてからいろいろな職業の方とお話しさせていただきました。

デスクワーク、営業、製造、工事現場など一般的な仕事は理解できるのですが、医師としてお話を聞くまで、そのようなお仕事もあるのか！　知らなかった！　というようなこともたくさん教えていただきました。職場環境もさまざまです。

食品の開発でしょっちゅう味見をしなくてはならない。新製品の発売前には本当に一日中食べていないといけない。

放射線施設での作業。特殊な現場で飲食物も含め私物は一切持って入れない。着替えも大変なのでその中での作業中は食事やトイレも我慢しないといけない。

塩分や糖分の過剰摂取を控えないといけないが、屋外の仕事で熱中症を危惧するあまり職場でスポーツドリンクの摂取を強く勧められる。

数か月間仕事で海上生活。その間ずっと食事はレトルトか冷凍食品…など皆さん本当に色々な環境で日々多くの方の生活を支えて下さっていると感じます。お話をしないと見えないことがたくさんあります。

本、テレビ、インターネット、何をみても食事は3食規則正しく、バランス良くと書いています。もちろん大切なことですが、やりたくてもできない人もいるということも知りました。私も日々教えられています。

もちろん本当にその方の健康を著しく害する場合は意見しますが、避けられない仕事もあるでしょう。大変な環境下でも、その方その方の生活にあわせてできること、できないことを相談しながら、その方にあった治療を考えていくのがかかりつけ医だと思っています。しかしあなたの良きかかりつけ医になるには教えていただかないとわからないこともたくさんあるのです。

質問のススメ

私も医師になるまでは、患者として病院にかかっていました。患者側でいる時は「こんな質問を先生にしたらばかにされるかな？」とか「私なんて多くの患者のうちの一人だから私のことをそこまで深く考えてくれないだろう」などと勝手に思っていました。しかし自分が医師になり、医者って実は患者さんのことをよく考えているとわかりました。

医師のお悩み相談会

医療ドラマなどでよくあるシーン、見られたことのある方も多いかもしれません。廊下ですれ違った先輩医師が後輩医師に「203号室のAさん具合どう？」と聞いたり、同僚医師に「今入院しているBさんのことだけど…」と相談したり。手術前には一人一人の患者さんに対してどのような治療方針がよいか話し合う検討会が行われる…それらはドラマの中だけではなく実際に日常的に行われていることなのです。

医師同士の会話では、同級生と話していても「今、治療に困っている患者さんがいて…」とか「こんな時は治療どうしている？」とお悩み相談会になることもよくあります。時にはわざわざ連絡をして違う科の医師の友達に患者さんの治療について相談することもあります。

医師同士だけではなく、スタッフともなぜこの患者さんは治療中断をしてしまうのか？　薬の飲み忘れを少しでも減らすにはどうしたらよいだろう？　などと話し合っています。

多くの患者さんがいても、かかりつけ医はきちんとあなたのことを考えてくれます。

こんな相談専門外？

こんなことは先生の専門外かもしれませんが…ということも是非聞いて下さい。わからないこともあるでしょうが、わからない時はどういった診療科に行くべきか、個人の医院か大病院かそういったこともかかりつけ医は教えてくれるはずです。

私が担当して間がない頃に「顔のできものが気になる。ほっておいてもよいでしょうか？」と相談された患者さんがいました。皮膚そのものにできているのではなく皮膚の下のできものでした。今までなかったものが急にでてきて大きくなってきたので、生検（細胞の一部をとって悪いものか判断する）が必要と考え、形成外科のクリニックを紹介しました。そこで生検を受けられ、最終的には大学病院の形成外科で無事に切除されました。

形成外科は馴染みがなく、自分から受診することはないので紹介してくれて助かったと話されました。その時に（おそらく）なんでも聞いてみるものだと思われたのか、その後も胃カメラと大腸カメラを同時にできるところはないだろうか？　初めて行った眼科でいきなり白内障の手術を勧められたが、どう思うか？　心臓の検査を受けるにはどこに行けばよいだろう？　母が膀胱炎を繰り返しているが何に気をつけたらよいだろうなど、多くの質問を受けました。うまく利用していただいていると喜んでいます。

たくさん質問をいただくということは、信頼していただいていると思うのです。だから質問を受けるのも嬉しいのですよ。小さな心配事も相談しましょう。かかりつけ医はきっと一緒に考え、答えてくれます。

コミュニケーションのススメ

医師だって…

ひと昔前の医療は医師からの一方的な指示がほとんどでした。

医師がうつむいた患者に話しています。「コントロールが悪化しているね。食べ過ぎていませんか?」。

患者「…」

医師「体重を減らして。薬を追加しよう」

患者「わかりました…」

今は医師と患者がコミュニケーションをとって治療を行っていくように変わってきました。しかし残念ながら医師側からの質問に反応されない方もいらっしゃいます。

医師「気になることはありませんか?」

患者「別に…」
医師「血糖値がよくなりましたね。何かされたのですか？」
患者「まあ…」
医師「薬は順調に飲めていますか？」
患者「ぼちぼち…」
時には質問しても無言の方もいらっしゃって、こちらもつらい時もあります。
興味がないのか、秘密主義なのか、とにかく早く会話を切り上げたいのか…？　悶々と考えることもあります。医師も反応してほしいのです！

早く言ってよ…な出来事

以前、初めてお会いした患者さんが
「実は前の先生には言えなかったんですが、薬を全然飲めてなくて、こんなに余っているんです」と何百錠といった薬を持参されました。
飲んでいないと話されないので前の担当医は薬が効いていないなと思い、追加されていったのでしょう。それでもコントロールは良くならず…と負の連鎖に陥っていたことが想像されました。

特に糖尿病の薬は飲み方が特殊なものがあります。食前に飲まないと十分な効果が得られない、薬を飲んでから食事まで時間をあけないといけないといった薬もあります。医師がその患者さんに良かれと思って薬を処方しても、患者さんが飲めなければ効果がありません。飲むタイミングが難しくて飲めない方もいれば、薬自体が身体に害があるのではないかと心配して飲んでいなかった方もいました。それも話してもらわないとわからないのです。どうしても飲めない場合は正直に話しましょう。

何百錠もの薬を持参された患者さんにお会いしてからは、すべての患者さんに、薬はきちんと飲めているか、残薬はどれくらいあるのかを確認するようにしています。そしてすごく余っている場合には　どういった時に飲み忘れが多いのか?　なぜ飲み忘れるのか?　を一緒に考えるようにしています。

かかりつけ医を育てよう

薬の話は一例ですが、かかりつけ医と良い関係を築くにはコミュニケーションが不可欠です。お互い話すこともなく相手のことを勝手に理解することはできません。

医師は良きかかりつけ医になるようにあなたのことを知る必要があります。そしてあなたも主治医を良きかかりつけ医に育てるためにご自身のことも話してくださいね。

日々の診療の中で

いつも診察に行っても検査をして、少し話して、薬をもらって帰るだけだと感じている方もいるかもしれません。

でもちょっとした会話や簡単な検査で異常が見つかることもたくさんあるのです。

古典的だからこそ？ 血圧測定

当院では医師が患者さんの血圧を手動で測定しています。

腕にカフ（腕帯）を巻いて空気を入れ、一旦予想される血圧よりも高くまで空気をいれて加圧します。そこからゆっくり空気を抜いていくとトントンと脈拍が聞こえ始めます。そこが収縮期血圧といわれる高い方の血圧です。そしてさらに空気を抜いていくと脈拍が聞こえなくなるところがあります。そこが拡張期血圧といわれる低い方の血圧になります。

「えらく古めかしい機械でやっているな」といわれる方もいらっしゃいますが、毎回手動で聴診器を当て脈拍を聞いて血圧を測定しています。私はこの古典的な測定方法がとても気に入っています。

ある時いつものように患者さんの血圧を測っているとトントントンではなく　トン、ト、ト、ト…トンとリズムが不整でした。心配のない不整脈もあるのですが、その方はいつもはリズムは一定です。以前にはなかった不整脈は注意しないといけません。心電図検査をすると心房細動といって放っておいてはいけない不整脈でした。すぐに病院の不整脈科に紹介し、アブレーションというカテーテル治療で心房細動を止める手術をしていただきました。

実は最近、心房細動の方が増えていて、血圧測定時に見つけた心房細動の方はお一人やお二人ではないのです。

他にも血圧を測定している時に脈が非常にゆっくりなことがわかり、ペースメーカーを入れることになった方もいらっしゃいました。

血圧を毎回自分で測定していてよかった。今後も続けていこうと思っています。

杞憂でなかった心電図

糖尿病の方は心血管疾患のリスクが高いため定期的に心電図の検査をお勧めしています。ある時心電図でほんのわずか気になる所見がありました。わずかな変化だったので確信があったわけではなかったので、患者さんに

「ここが少し気になる。杞憂かもしれないけど、できたら心臓の精密検査を受けてほしい」

と正直に話しました。

するとその患者さんは

「わかった。先生が少しでも気になるんやったら受けてみるよ」とその足で紹介状を持って循

環器内科を受診されました。当初紹介先の先生も心電図を見て大丈夫じゃないかな？といった反応だったようですが、糖尿病もあるし検査しておきましょうとなりました。詳しい検査をすると心臓に血液を送る重要な冠動脈の3本のうち2本が狭くなっていて、カテーテル治療が必要でした。無事治療後受診されたときには「おかげで10年は寿命が延びたわ」と喜んでおられました。

何気ない会話から

診察中の何気ない会話が治療に結びつくことも多くあります。

退職されてから時間ができ、西宮から梅田まで16㎞もの道のりを歩いてみたという超人的なエピソードを頻繁に聞く、とても活動的な方です。

「また昨日も6㎞歩きましたよ…」

「わーすごい、本当にお元気ですね」

そういった話のなかで

「そういえば先週寝ている時に何か胸の上に乗った感じがしたんですよ。何かがとりついたのかな？」と笑って話されました。

え、ちょっと待って。心電図も大きな異常はなかったのですが、その症状が大変危険なサインの可能性があり精密検査をお勧めしました。

検査をすると、この方も冠動脈が狭くなっていることがわかり、カテーテル治療予定となりました。しかし数日後
「先生えらいことです！　血管が固すぎてカテーテルでの治療が困難で心臓のバイパス手術をすることになりました」と報告に来られました。バイパス手術は数日の入院ですむカテーテル治療と異なり、胸を開いて、詰まった冠動脈の先に足の血管から取った血管をつないで迂回路（バイパス）をつくる手術で大きな手術になります。頑張ってきてくださいと送り出し、無事手術を受けて報告に来られた時は、私が抱きつきそうになるほど嬉しかったです。

「そういえば手術前ハイキングに行った時に、皆に置いて行かれそうになって、ちょっと待ってもらって休憩したんです。もしかしてそれも心臓が関係していたんでしょうか？」

そうです、そうです！　よかった、ことが起こる前に治療ができて！

おそらく胸に何かが乗った感じといった症状だけで、自ら循環器科を受診される方は少ないと思います。かかりつけ医として普段の会話から大事に至る前に治療に結びつけられたことをとても嬉しく思いました。

時折、今後内科医はＡＩにおきかわっていくのではないかといった議論がなされます。

現時点では例えば「動悸がする」とＡＩ診断を受けると、いつから、どんな時、どれくらい続くのか？といった質問が続き、可能性のある病気がいくつか表示されます。

どういった病気の可能性があるからどの科を受診したらよいといった指標になるようです。

気になる自覚症状があれば診察に行かれるかもしれません。

しかし日々の診療の中で患者さんご自身が自覚される前に変化に気づくのはかかりつけ医だと思います。

ある患者さんが診察に来るたびに「今月も来たでー。先生の顔を見たらほっとするわ」と言ってくれます。

ＡＩには顔ないんちゃうかな？　まだまだＡＩに負けないぞ！と一人でにやけていると、隣で院長が「ここの固いできものが気になるんです」と言っている患者さんに「どれどれ　これはろっ骨の一部だよ　心配しなくて大丈夫！」と声をかけていました。

骨の一部ですよってＡＩは言ってくれない！

やっぱりＡＩには負けないぞ！

（医師　久保聡子）

Q25 診察の手順、教えてください。

スタッフが教えます 受診のポイント

みなさんは初めて病院を受診する時、どうしたらいいか戸惑うこともありますよね。そんな時、私たちスタッフが少しでもお役に立てればと思い、受診の流れとポイントを紹介します。病院によって流れは異なりますが一例を図に示しました。

受 付

まずは、受付にて保険証・紹介状・お薬手帳、また健診結果や他院での検査結果などがあればお出しください。その後は問診票の記入になります。

●紹介状の必要性について

診療所では紹介状がなくても診察を受け

【一例】

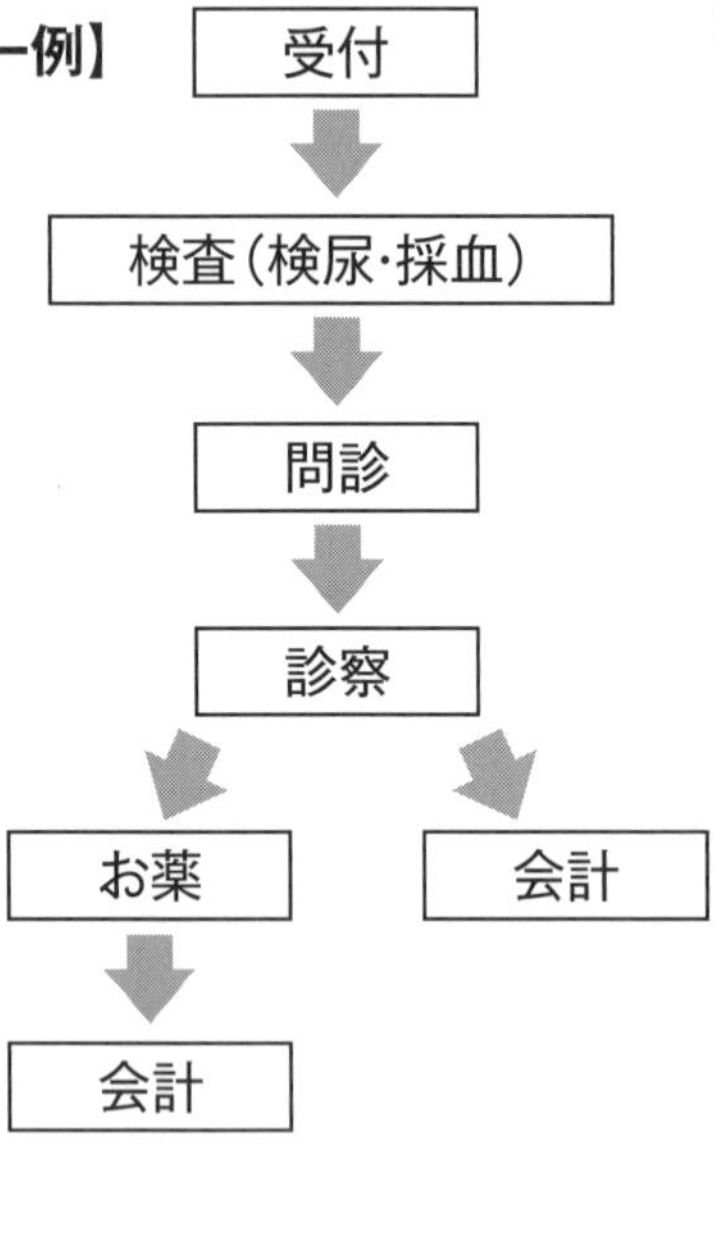

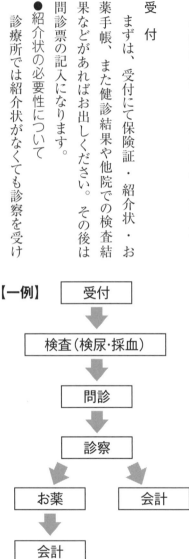

ることができます。しかし、紹介状はあったほうがスムーズです。紹介状には今までの病状や、投薬内容、アレルギーの有無などが記載されています。紹介状があれば医師が患者さんの病状を迅速に把握でき、その上で今後どういった治療・検査が必要なのかを的確に判断することができます。総合病院など大きい病院では、紹介状がないと診療費以外に別途費用が加算されますので注意が必要です。

●お薬手帳のメリット

複数の病院にかかっている場合、飲んでいるお薬すべてを正確に伝えるのはなかなか難しいことです。お薬手帳を持参しておけば、正確な情報が伝わり、飲み合わせの悪いお薬や似た作用のお薬を重複して処方されるリスクを防ぐことができます。

●受付でよくある質問と患者さんとのやりとり

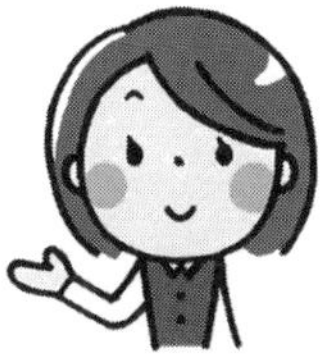

こんにちは診察券と
保険証をお願いします

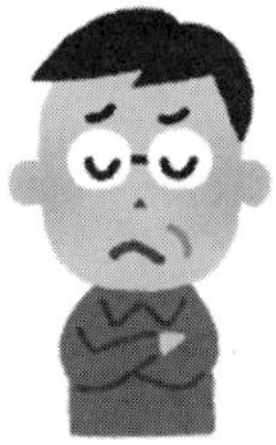

保険証は前にも出したよ

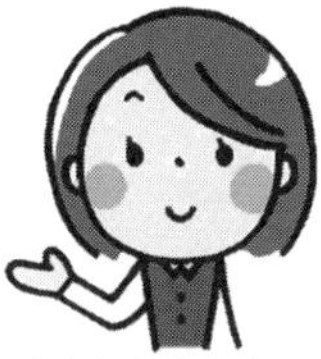

月が変わりましたので
お願いします

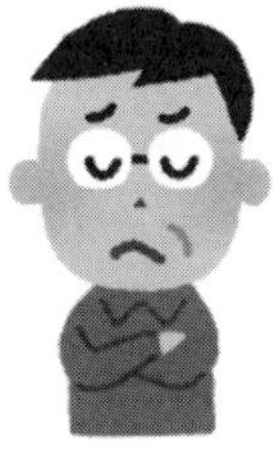

何も変わってないよ

「保険証を毎回見せないといけないの?」

といったやり取りがよくあります

保険証はそんなに頻繁に変わるものではないですが、患者さんからすると毎月提示するのは面倒なことです。「会社が変わらないから保険証は変わっていない」と言われる方がいますが、会社の合併や部署の変更により、保険者番号が変わることもあります。新しく保険証が配布された場合は、必ず提示をお願いします。

マイナ保険証(マイナンバーカード)も同様です。

例 Aさんが病院を受診し、医療費が1000円だったとします。窓口で支払うのは3割負担の場合300円になります。残りの700円は保険者(社会保険または国民健康保険)から医療機関に支払われる仕組みになっています。

医療機関は、保険証が変わったかどうかは、患者さんの保険証を確認することでしかわかりません。

この確認ができないと、自費で全額負担してもらわないといけなくなります。せっかく毎月保険料を保険者に支払っているのにとてももったいないことです。

検査

受付の次に検尿・採血を行います。現在のお身体の状態を知るためです。もし最近検査したものがあれば、当日検査をしなくても済む場合があるので受付時に提出しましょう。ご自身の診療費の負担軽減にもなります。

問診

問診票に基づいて内容の確認と既往歴や、普段の生活習慣に関することをスタッフがお伺いします。特に既往歴に関しては、今後治療していくうえで大切なことなので、しっかり伝えられるように時系列で紙にまとめておきましょう（例えば、四十歳に胆石で手術した、五十歳から高血圧になりお薬が開始になったなど）。

診察

医師と問診内容の確認、採血結果を踏まえて、今後の治療方針を相談していきます。その他にも管理栄養士による栄養指導を行ったり、合併症の検査を併せてしていきます。精査などが必要な場合は、総合病院や連携医療機関へ紹介することもできます。

気になることや不安なことなど、わからないことは遠慮せずに聞きましょう。診察室に入ると緊張してしまい質問できないこともあるので、あらかじめ聞きたいことをメモしておくと安心です。

お薬

診察を受けたクリニックや病院で薬をもらえることもありますが、多くは処方箋が発行され、調剤薬局にもって行き、薬を受け取ります。服薬にまつわる注意事項に関しては、薬剤師に確認しましょう。薬の服用が始まるとこんな質問もよくされます。

Q．処方箋を扱う調剤薬局でもらう薬と、院内で処方される薬はどちらが安いの？

A．同じ薬では薬価に差はありません。調剤薬局ではジェネリック薬の取り扱いが多く、それを選ぶことで安くなることはあります。ただ、調剤薬局や病院・診療所において、薬代の他にそれぞれ投薬料や指導料などの加算がありますので確認してみましょう。

Q．では、調剤薬局はどこでも同じなの？

A．同じではありません。以下の施設によって調剤基本料がそれぞれ違います。

①病院の敷地内にある門内薬局

②病院近くの門前薬局

③街中にある個人薬局

④大型チェーン（グループ全体）

少しの違いではありますが、明細書などを確認してみましょう。

治療をしていくうえで、病状によっては薬が必要になってくるでしょう。その時少しでも知っておけば自分のスタイルに合わせて選択できると思います。仕事や介護など忙しい人には病院内で処方を受けることは時間の節約になるでしょう。また調剤薬局は、高齢者やいくつかの病院で処方がある方には、かかりつけ薬局を持つことで飲み合わせや一包化など（飲むタイミングで一袋にまとめること）をしてもらえるので安心です。治療費の中で薬の占める割合が多くなればなるほど、薬に関して相談できる薬局をもつことをおすすめします。

お会計

お会計をして次回の診察予約が確認できたら終了です。

予約日に都合が悪くなって行けなくなった時は、病院に連絡して日時の変更をしてもらいましょう。決して中断しないこと。糖尿病などの生活習慣病は治療の継続が大事です。通院間隔は無理のないよう、医師と相談しましょう。

（医療事務　奥野浩子、森陽子、大和弘枝、奥村智也子、松井智子）

Q26 他の人は診察室でどんな話をしているの?

スタッフの気になった診察室での一コマ

多くの患者さんと長くかかわっていると、いろんなことがみえてきます。

診察室で患者さんは医師にいろんなことをお話しされます。診察の補助をするためにそばについているスタッフは、会話の中でたまに「んっ?!」って思ったりすることがあります。

そしておつきあいが長くなればなるほど、診察室でのやり取りが毎回似たり寄ったりの話になってしまいがちです。そんな会話のやり取りの一端を感じたままに書いてみました。

「そういえば、私も先生とこんな話したことあるわ」って思われる方もいらっしゃると思います。診察室での短い時間の話のやり取りだけでは、医師の話に腑に落ちないことや納得できない思いをすることもあるでしょう。それが続けば医師に対して不信感を持つようになるかもしれません。

できればそんなことにならないように、こんなお話を医師がしたときは患者さん本人の生活がよりよくなるように、いろいろと考えてお話しされているんですよっていうことを、わかっていただければと思います。

その1　お薬編

●働き盛りのAさんとの会話

医　師　Aさん、薬はちゃんと飲めていますか?

Aさん　えーまあ……。

医　師　採血結果のHbA1cが上がってきているので、血糖を下げる力の強い薬に変更をしましょうか。今の薬がまだあれば飲みきり変更でいいですよ。あとどれぐらいありますか?

Aさん　あの…実は……。朝の薬が飲めていないです。朝忙しくて朝食を食べずに仕事に行くことが多く、食事していないのに薬を飲んだら駄目だと思って。でも休みの日はちゃんと飲んでいます。

医　師　そうでしたか。朝飲めなければ昼に飲んでもいいですよ。これからは昼食後に飲んで下さい。

Aさん　それでしたら職場にも置いておけるのできっちり飲めると思います。

医　師　昼に忘れたら夕でも良いので飲み忘れないようにして下さいね。きっちり飲んだらHbA1cも下がってきますので、来月期待していますね。

生活のリズムなどで飲みにくい時間もありますよね。お話ししてもらえたらどうしたら飲めるようになるか一緒に考えていきましょう。

飲み忘れは誰にでもあることです。薬がたくさん余ってきているようなら数量を紙に書いてきてもらえれば処方数の調整をしますよ。

また1週間程余分に処方してもらっておくと、災害時などいざという時に慌てずにすみます。

●ご高齢で手先が使いづらいBさん

Bさん　先生、朝薬を飲もうと思ってシートから出すんやけどね、小さい粒やしコロコロっと転がって椅子の下かどっかに行ってわからんようになるんですわ。しょうがないからまた新しいのを出して飲むから小さい粒のんだけ、どんどん無くなっていってしまうんですわ。飲まなあかん薬の数も多いし色もみな白やし、しまいにはどれが転がったのか分からん時もあるんですわ。

医　師　小さい粒の薬ですし取り出しにくいですよね。ご提案ですが、お薬を院外処方箋にして調剤薬局で一包化(*)してもらったら、朝に飲む薬をひとまとめにして手で破れる袋にいれてくれるのでひとつひとつシートから出さなくてもよくなり、飲み忘れも防げますよ。

Bさん　そうしてもらえたら楽でいいですわ。

薬の数が増えるとシートから出すのも大変ですね。深めのお皿に出して転がらないようにしてみるのもいいですね。

診察室の中では、お薬を飲めていなくて余ってきていることを、怒られるかもと言い出しづらい人もいるでしょうが、怒ることはないですし、どうすれば飲めるようになるのか一緒に考えてくれます。

医師は、患者さんそれぞれに合った治療を考えているので遠慮せずにお話ししましょう。

＊薬の一包化をすることにより飲むたびごとに数と種類をチェックする負担が軽減し、包みに記載されている時間さえ確認すれば飲み間違いがなく服用できます。

その2　心配・ドクターショッピング編

●ちょっと心配性なCさん

Cさん　このあいだテレビで癌の話をしていたから心配になって…。先生、わたし癌になってへんか、検査してもらわれへんやろか。

医　師　どこか身体に不調なところがありますか？

Cさん　特にはないけど…。癌がないか調べて欲しいのよ。

医　師　体調に変わったことがないのでしたら、保険診療でできる検査は限られているので、ご心配があるようなら人間ドックを受けられることをお勧めしますよ。

いろんな人から話を聞いたり、テレビや雑誌の情報を見たりすると自分の身体は大丈夫か、悪いものがないかと心配になって調べて欲しいと思うことは誰にでもありますよね。
ですが、健康保険を使っての医療や検査はできることが限られています。まずは健康診断や人間ドックなどで広範囲にチェックされてみるのもいいでしょうね。

●大きな病院で診てもらいたいDさん

Dさん　巻き爪が痛いから大学病院を紹介してもらえませんか。
医　師　ちょっと拝見しますね。確かに巻き爪が痛そうですね。ご自宅の近くで通いやすいところを紹介しましょうね。
Dさん　大学病院がいいんやけど…。

大学病院や総合病院は、本来高度な医療を提供するところです。診察予約がなかなか取りづらかったり待ち時間が長かったり、患者さんの身体にかかる負担は大きくなります。ですので、まずはお住いの近くの診療所をお勧めすることが多いですね。ただ、大きな病院の方がいいであろうと医師が判断した場合には、迷うことなく紹介させていただきます。

●お薬を増やしたくないEさん

医　師　（初診時）今日はどうされましたか？

Eさん　このあいだまでよそのクリニックに行ってたんやけど、お薬を増やされたからイヤになって行かんくなった。どこのクリニックに行ってもすぐにお薬っていうし…。なんかあったらすぐに薬増やしはるし…。

医　師　そうですか。確かにお薬が増えていますね。前の先生はきっとEさんの採血結果が思わしくなかったから、よくするためにお薬を出されたのでしょうね。Eさんは、今飲んでいる以上にはお薬は増やしたくないのですか？

Eさん　お薬ばっかり飲みたくないわぁ。先生、なんとかならん？

医　師　そうですね、まずはEさんの詳しい症状、どんなものを食べて、それからふだんはどのように過ごしているのかを教えて下さい。

確かにお薬を飲むことはストレスがかかります。飲み方は食前なのか食後なのか考えて飲まないといけないし、飲み忘れたら「ああーっ！　飲み忘れた！」とため息をつきたくなることも…。

医師は、お薬を出す前にお互いにコミュニケーションをしっかりとって信頼関係を築きながら、患者さん自身のライフスタイル、ＱＯＬなどを尊重しながら治療方針を探っていきます。

ただ、お薬を飲みたくない、生活を変えたくない、身体に良くない習慣はやめたくない、とないないづくしでは医師にも打つ手がありません。また、患者さんの多い医療機関などでは診察室での会話だけでは時間に限りがあります。医師と話しにくければスタッフに相談するのもいいでしょう。お考えが伝われば、医師だけではなくスタッフも一体となってあなたと向き合ってくれます。

医療者は、患者さんの気持ちに可能な限り寄り添いたいといつも思っているものです。

その3　自分流編

●好きなものを食べていたいFさん

医　師　HbA1cが高止まりですね、お薬を調整する前に栄養士さんの話を聞いてみましょうか?

Fさん　食事の話ですか?　聞かなくてもわかっているので大丈夫です。

医　師　改めて気づくこともありますよ。

Fさん　そんなに食べていないし、何を食べたらいけないかは自分がよくわかっているんで…。食事の話はいいです。

栄養食事指導は食べたらいけない話ではなく、管理栄養士がそれぞれの患者さんの生活スタイルに合った食べ方や量、調理の仕方、組み合わせなどを踏まえてお話をしてくれます。ですのでご自身の生活スタイルの見直しにもなります。

●お薬が苦手なGさん

医　師　新しくお薬を出してみるので、次回の診察まで飲んでみて下さいね。
Gさん　わかりました。
後日診療にて
医　師　新しいお薬飲んでみてどうでしたか？
Gさん　あの薬？　飲んでいないです。
医　師　全く？
Gさん　はい。
医　師　どうして？
Gさん　いつもより歩いていたし、飲まなくても下がると思って。

●血糖をどうしても下げたいHさん

医　師　HbA1cが下がってきているので、今日から注射の単位数を下げておきますね。

Hさん　先生、わたし血糖高い方が嫌なんですけど…。

医　師　前にも低血糖で救急受診されていますよね、年齢のこともあり危険なので注射の単位は減らしておきましょう。

Hさん　わかりました。

後日診療にて

医　師　血糖自己測定ノートを見せてもらうと、血糖が低いところがありますね。前回お話ししたように単位数を下げて打ってますか?

Hさん　前のままです。やっぱり高いのが嫌なんです。

お薬や注射は、医師が患者さんの今の状態に合わせて処方や調整をしているので、自己判断で量を変えると危険な場合があります。先生とよく相談して納得のいく処方をしてもらいましょう。

その4　うわさ話・曖昧情報を信じる編

●注射を打ちたくないIさん

医　師　HbA1cがどんどん上がってきていますね。今はお身体のためにも注射療法を始めた方がいいですね。

Iさん　「一度注射を始めると一生やめられない」って友達に言われたので、何とか飲み薬でお願いします。

●うわさ話を鵜呑みにしてしまうJさん

医　師　体調は変わりないですか?

Jさん　先生、「飲んではいけない薬」っていうのが雑誌に載っているのを見たんですけど、私の飲んでいる薬がそこにあって心配で…やめたいんですけど。

年齢を重ねていくと、周りの人との関わりも少なくなります。一方で親しい人たちとの情報交換は、すんなり信用してしまいがちです。ひとりになった時などに思い出してしまい不安になることもありますね。また、テレビや雑誌には毎日毎日多くの情報があふれていて、何が正しくて、何がいけないのか、どれを信用すればいいのかわからなくなります。

医師やスタッフはあなたの身体にとってどんな選択がベストかいつも考えています。根拠のあいまいな情報に惑わされず、主治医と納得いくまで話してみて下さい。医師に話しにくければスタッフに相談してみて下さい。よい信頼関係を保ち、あなたにとっては何が大事かを一緒に考え、治療を継続していってほしいと思います。

その5　季節食べ物編

●ご主人と仲良く間食してしまうKさん

医　師　前回みかんを沢山食べてたって言っていたけど、どうですか?

Kさん　みかんはね…やめました!

医　師　それにしてはHbA1c高いままですね。何か心当たりありますか?

Kさん　みかんはやめたけど…ほらリンゴが美味しい時期でしょ!　主人が好きやから、私もつられて食べてしまってるんでしょうね。

●ついゴロゴロしてしまう、食べるの大好きLさん

医　師　年末年始に食べ過ぎないようにね。お餅は2コまでにしましょうね。

Lさん　いや～そんなん無理ですね。好きなので最低でも4コは食べてしまいます。

好きな物を我慢できず沢山食べてしまうＬさん。また別の診察日はどんなお話をしているのか気になりますよね。それではもう少し見てみましょう。

医　師　間食を少しは減らせましたか。

Lさん　今○○が美味しい時期で、いただきものが多いんです。腐らしたらもったいないから、

たくさん食べてしまうんです。

季節のモノは本当に美味しく食欲をそそりますよね。少しだけ…少しだけ。気持は本当によく分かります！　ほんの少しのはずが気が付けば、こんなに食べちゃったわ…なんてこともよくあります。

先生の話によく耳を傾けてみて下さい。なにも食べないで！とは言っていませんよね。「少し減らしてみましょう」って言っていませんか？

もう少し食べたいところを、今日はここまでにしましょう。無理のない範囲を日々続けることが大事です。

こんなに頑張っているのに改善せず、不安に感じていることなどを、先生に相談しましょう。きっと先生もスタッフもがんばりや成果が見えたら、患者さんと同じくらい嬉しく思っています。

Q27 医療費ってどうやって計算しているの？

医療費の明細って見たことありますか

「指導料」「管理料」って何？

領収証の診療明細書に特定疾患療養管理料や在宅自己注射指導管理料と書いてあるのを見て、この管理料って何だろう？と思われたことはありませんか？

診療にかかる費用は厚生労働省が保険適用となる診療行為を決めています。俗に診療報酬といいます。糖尿病、高血圧症、脂質異常症などで定期的に通院している患者さんが医師に服薬、運動、栄養など日常生活での提案やアドバイスを受けた場合に特定疾患指導管理料がかかります。

例えば、生活習慣に合わせた、食事療法の提案や年齢や体力を考慮した運動メニューの指示などがあった場合です。糖尿病や高血圧、脂質異常症などで通院している場合、特定疾患療養管理料（診療所）は225点で医療費は点数計算で1点10円になります。お会計はそれぞれの負担割合によって変わります。1割負担で230円、2割負担で450円、3割負担で

680円になります。同一月に2回以上通院した場合、2回までかかります。

他に特定疾患療養管理料の対象病名には結核、悪性新生物、甲状腺障害、処置後甲状腺機能低下症、不整脈、心不全、尿血管疾患などがあります。ご自宅でインスリン注射やホルモン注射をしている患者さんが、指導や管理を受けた場合、同一月に1回在宅自己注射指導管理料がかかります。

例えばご自宅での注射の打ち方や注意点、打てない時にはどうしたらいいか、打つタイミングなどそれぞれの生活リズムに合うように細かくお話しします。

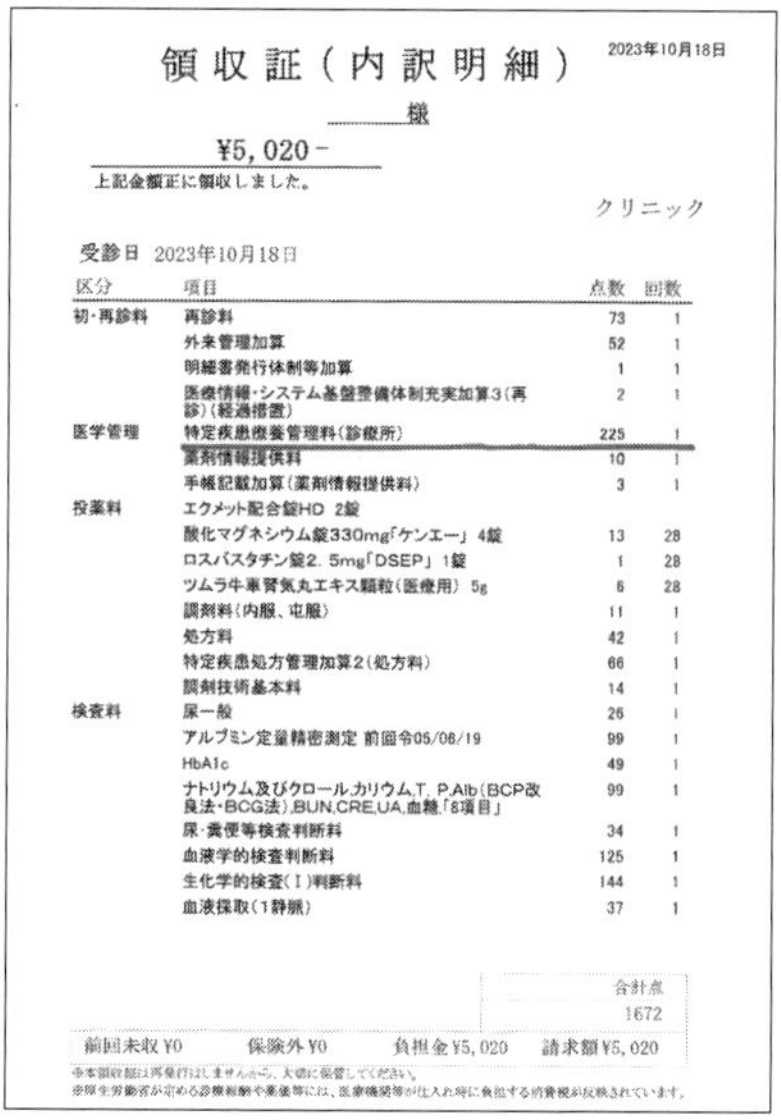

領収証（内訳明細）　2023年10月18日

様

¥5,020－

上記金額正に領収しました。

クリニック

受診日　2023年10月18日

区分	項目	点数	回数
初・再診料	再診料	73	1
	外来管理加算	52	1
	明細書発行体制等加算	1	1
	医療情報・システム基盤整備体制充実加算3（再診）（経過措置）	2	1
医学管理	特定疾患療養管理料（診療所）	225	1
	薬剤情報提供料	10	1
	手帳記載加算（薬剤情報提供料）	3	1
投薬料	エクメット配合錠HD　2錠		
	酸化マグネシウム錠330mg「ケンエー」 4錠	13	28
	ロスバスタチン錠2．5mg「DSEP」 1錠	1	28
	ツムラ牛車腎気丸エキス顆粒（医療用） 5g	6	28
	調剤料（内服、屯服）	11	1
	処方料	42	1
	特定疾患処方管理加算2（処方料）	66	1
	調剤技術基本料	14	1
検査料	尿一般	26	1
	アルブミン定量精密測定 前回令05/06/19	99	1
	HbA1c	49	1
	ナトリウム及びクロール,カリウム,T．P,Alb（BCP改良法・BCG法）,BUN,CRE,UA,血糖「8項目」	99	1
	尿・糞便等検査判断料	34	1
	血液学的検査判断料	125	1
	生化学的検査（Ⅰ）判断料	144	1
	血液採取（1静脈）	37	1

合計点　1672

前回未収 ¥0　保険外 ¥0　負担金 ¥5,020　請求額 ¥5,020

※本領収証は再発行はしませんから、大切に保管してください。
※厚生労働省が定める診療報酬や薬価等には、医療機関等が仕入れ時に負担する消費税が反映されています。

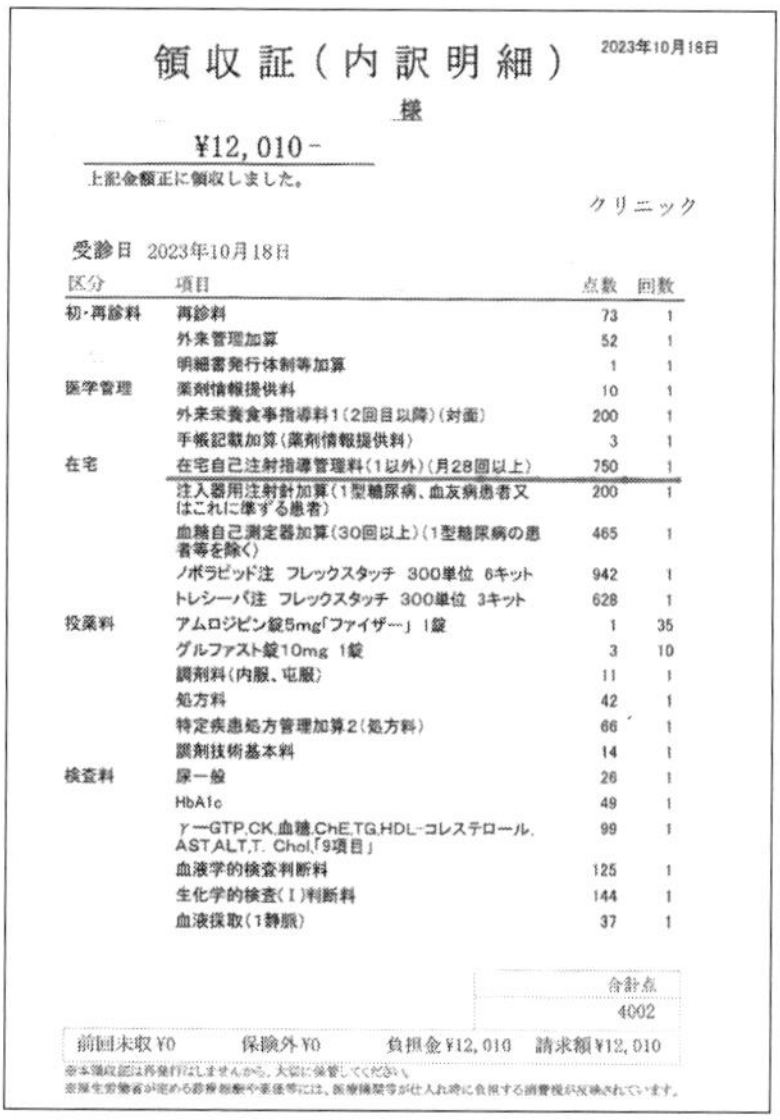

領収証（内訳明細）　2023年10月18日

様

¥12,010－

上記金額正に領収しました。

クリニック

受診日　2023年10月18日

区分	項目	点数	回数
初・再診料	再診料	73	1
	外来管理加算	52	1
	明細書発行体制等加算	1	1
医学管理	薬剤情報提供料	10	1
	外来栄養食事指導料1（2回目以降）（対面）	200	1
	手帳記載加算（薬剤情報提供料）	3	1
在宅	在宅自己注射指導管理料（1以外）（月28回以上）	750	1
	注入器用注射針加算（1型糖尿病、血友病患者又はこれに準ずる患者）	200	1
	血糖自己測定器加算（30回以上）（1型糖尿病の患者等を除く）	465	1
	ノボラピッド注　フレックスタッチ　300単位　6キット	942	1
	トレシーバ注　フレックスタッチ　300単位　3キット	628	1
投薬料	アムロジピン錠5mg「ファイザー」 1錠	1	35
	グルファスト錠10mg　1錠	3	10
	調剤料（内服、屯服）	11	1
	処方料	42	1
	特定疾患処方管理加算2（処方料）	66	1
	調剤技術基本料	14	1
検査料	尿一般	26	1
	HbA1c	49	1
	γ－GTP,CK,血糖,ChE,TG,HDL-コレステロール,AST,ALT,T．Chol,「9項目」	99	1
	血液学的検査判断料	125	1
	生化学的検査（Ⅰ）判断料	144	1
	血液採取（1静脈）	37	1

合計点　4002

前回未収 ¥0　保険外 ¥0　負担金 ¥12,010　請求額 ¥12,010

※本領収証は再発行はしませんから、大切に保管してください。
※厚生労働省が定める診療報酬や薬価等には、医療機関等が仕入れ時に負担する消費税が反映されています。

毎日注射を1回以上打っている場合は750点。1点10円で計算しますので1割負担の場合は750円、2割負担で1500円、3割負担で2250円になります。週に1回打っている場合は650点。1割負担で650円、2割負担で1300円、3割負担で1950円になります。

治療法が変わると、負担額も変わります。

分かりにくいところがあれば、明細をよく見て、受付事務に質問してみて下さい。

（医療事務　奥野浩子、森陽子、大和弘枝、奥村智也子、松井智子）

Q28 こんな話を聞いたんですけど？

情報過多の海でおぼれないために

健康食品を信じますか？


「先生、知り合いの方からすすめられているんですが…」

「これは何に効くものですか」

「知人は疲れがとれて体調がよくなったから、あなたも試してみたらって。糖尿病や更年期障害にも効果があるらしいです」

「まあ、人それぞれ体質には個人差がありますから、その人に効くものがあなたにも効くとは限りませんけど（パッケージを手に取って）あなたの症状を悪くするような成分は含まれていないようですね」

「これ使ってみても大丈夫でしょうか」

「心配ならば病名を伝えて製造販売元に問い合わせてみてはどうでしょうか（たいてい主治医とご相談くださいと逃げられるのですが）」

「1箱買いましたのでねえ。2か月分ぐらいあるんでしょうか、結構高かったんですよ、これ」

「ダメというわけではありませんよ。でもこういうものは薬と違って一定の効果は期待しにくいのです。お身体に合わないことだってあるかもしれませんし。一定期間試してみて検査値の動きやご自分の症状にどう作用するか確かめられてはどうですか」

「やっぱりやめておこうかなあ、でもすすめてくれた方にも申し訳ないし……」

診察室でよくある会話です。

患者さんが健康食品に望みをかけるのは、裏を返せば私たちの提供する医療を信頼できないからかも、と気にかかります。「楽してよくなる道はないですよ」と言いたくもなるのですが、口には出しません。それにしてもお話を聞いていると健康食品には実にさまざまな種類があるものだと感心してしまいます。中国の奥地に自生するキノコ、深海鮫のエキス、南米の原住民の伝承に出てくる木の実……秦の始皇帝は望みのすべてをかなえて、最後の夢である不老不死の秘薬を手に入れるためにあらゆる地に使者を遣わしたといいます。現代人も始皇帝さながら健康のために良いものをとりつかれたように世界の隅々まで探索しているようです。始皇帝が投資した額を考えれば高価なのもむべなるかなです。

私はファンタジーを信じないわけではありません。世界のどこかに、あるいはそんなに遠くまで行かなくても、ドラッグストアのキャッシャー横の棚にあなたの病を劇的に良くしてくれる一瓶があるかもしれない、という可能性を否定するものではありません。でもその奇跡の一服に巡りあう確率はきわめて低いと言わざるを得ません。

ある日の朝刊にあった全面広告

上段に70歳代の某有名俳優N氏のインタビュー記事

夜中にトイレに何度も起きるのが悩みだった。あるとき「・・・エキス」を知人から紹介され、続けていくうち症状が楽になってきた。「・・・エキス」はヨーロッパで研究が進み広く普及しているというから、これなら安心との感想を語る。

下段に大見出し「ヨーロッパで話題の・・・エキス」

男性も中高年になると尿に勢いがない、夜中に何度も起きるなど不快な悩みが現れてきます。今世界中で注目されているのが「・・・」です。「・・・」は北米大陸の先住民の男たちが主に利用していた天然ハーブです。この「・・・」の果実エキスがヨーロッパで研究され好評を博しています。（中略）亜鉛とセレンなどミネラルも豊富です。中高年男性の力強い味方といえるでしょう。

いかにも効きそうですね。でもN氏は個人的に効果があったとインタビューで答えていますが、肝心の商品紹介記事には服用した人の何%が改善など具体的な数字は皆無です。注目されている、海外で好評を博している、強い味方など、効果があったような印象を与える美辞麗句を並べて、有効な薬と書けない弱みを隠しています。この文章のどこにもあなたの病状をよくします、とは書いていません。「評判になる」のと「効果がある」のはまったく別のことです。良くします、とは書けないのです。なぜなら実証するデータがないからです。

健康食品を薦める本の中には、飲んだだけで「医者から見放されていたがんが治った」人や「血糖が400も下がってインスリンがいらなくなった」人や「腰痛で起きることもできなかったのに歩けるようになった」人が登場します。見落としてはいけないことはこれらが併用していた薬やその他の治療状況が明らかにされない「よく効いた1例」ばかりであることです。実在するかどうかさえ怪しいその人たちと同じ奇跡があなたに起きるといえるでしょうか。反対にその健康食品を使って被害を受けた人たちはその本に手記を載せる機会を与えられるのでしょうか。一握りの良いことの裏に、どれだけ良くないことが起きているのでしょうか。

皆さんが親しい人からすすめられたり、新聞広告に惹かれて使ってみた健康食品が、かえって身体を害することさえあるのです。何年か前にやせ薬と称して販売されていた健康食品が重篤な肝炎を引き起こして亡くなったり、重い後遺症に苦しむ人が何人も出ました。命に関わることでなければ表沙汰にならないのかもと想像すると、薄ら寒いものを感じます。保険診療で使うお薬にはすべて何段階にもわたる審査があります。作用より副作用の方が多く起きるようなしろものは途中で排除されます。しかし健康食品は薬事法の規制を受けません。

週刊誌の記事を信じますか?

「私ののんでいる薬って危ないのでしょうか?」

これも診察室でよくある場面。一部の週刊誌は「医者から出されてものんではいけない薬」といった特集をときどき掲載します。反響は非常に大きく、外来診察では記事が載るたびに数人の患者さんが心配されて、その件についての質問を受けます。新聞広告でセンセーショナルな見出しを目にしたものの、記事の中身は読んでいない方がほとんどでした。質問を受ける立場の私も読んでおかなければお答えはできません。売り上げに貢献するのは好ましくないので、ときどき行く喫茶店に置いてあるのを読ませてもらっています。記事の内容を簡単にまとめますと、取り上げられている薬は、多くの方が服用している、すなわちポピュラーな製品が多いと気がつきました。主に副作用が取り上げられているのですが、不思議なことに頻度の多い症状が取り上げられているとは限りません。肝障害がめったに起きない薬で、重い肝障害に注意とされているケースもありました。記事に注目してもらいたい意図からなのでしょう。頻度が少なくても重い副作用を強調して書いています。

記事で頻繁に取り上げられるスタチンと呼ばれる薬は血中のコレステロールを低下させます。

スタチンにはかなり以前から横紋筋融解症という副作用があると知られていました。その名の通り筋肉が溶けてしまうという重篤なものですが、副作用を起こす方には共通した特徴があります。高齢、腎障害のある方、特定の薬剤との併用といった場合にほぼ限られているのです。このような患者さんにあえて処方しなければ、発現率は極めて低いものです。一方でスタチンには動脈硬化の進行を妨げる作用があり、心血管や脳血管の病変を予防する作用が確認されています。注意して使えば、この薬のもたらす効果は大きいので、ネガティブな面だけを見て敬遠するのは間違いです。私がスタチンを処方する場合、コレステロール値が低下するのを確認すると同時にCPKという筋肉由来の酵素値を測定しています。先に述べた横紋筋融解症では、筋肉の崩壊が起きると、このCPKが上昇します。スタチンについての不安を口にされた患者さんにはCPKの経過が安全域にあることをお示しして安心してもらいます。今回に限らず、一部のマスコミの医療記事はしばしば事実を客観的に評価していません。薬のメリットを無視し、デメリットのみを針小棒大に叫ぶため、患者さんや医療現場を混乱させます。このような無謀なキャンペーンを張って患者さんが医師に無断で、治療に必要な薬をやめてしまったらどうなるのでしょうか。狭心症の治療後にのむ薬の中には再発を予防するのに必須とされているものがあります。やめれば再発作を起こし命に関わるトラブルにつながる可能性があります。不安を掻き立てるような見出しを打てば雑誌が売れるという打算だけで記事を書いているのなら、愚かな行為だと思います。

最後に強調しておきたいことを書きます。私を含め多くの医師は患者さんにとっての必要性を重視して薬を処方しています。のんでもらうメリットが、副作用や費用などのデメリットを上回ると判断したときに新たな薬を処方します。処方の後も副作用防止のための努力も払っています。薬について疑問を持たれたら自己判断でやめず、必ず医師か薬剤師にご相談をいただくようお願いします。

患者さんの信頼を得るために

健康食品や週刊誌の記事に惑わされるのは、裏を返せば医療への信頼が不十分だからではないでしょうか。私はよく治療法の選択肢を患者さんに示して、ＡとＢのメリットデメリットを説明したうえで考えてもらうことがあります。最近はインフォームドコンセントという考え方が浸透してきて、一方的に治療法を押し付けるのではなく、説明したうえで納得同意をいただき最終決定するのが医療現場の常識になってきています。年配の患者さんの中には、「よくわからないので先生にお任せします」という方もおられます。

そんなときは自分なら、あるいは自分の親に対してならどちらを選ぶかと考えます。

患者さんの身になって、というのが結局のところ選択基準になります。

結果的に患者さんの病状がよくなって
「先生のおかげで……」とお礼を言われるのはうれしいものです。
患者さんへの共感と丁寧な説明が信頼への第一歩です。
開業から何年たっても前に座る患者さんとは一期一会。
そう自分に言い聞かせながら診療を続けています。

（医師　渡辺伸明）

渡辺内科クリニック

住所：〒662-0971 兵庫県西宮市和上町2-39

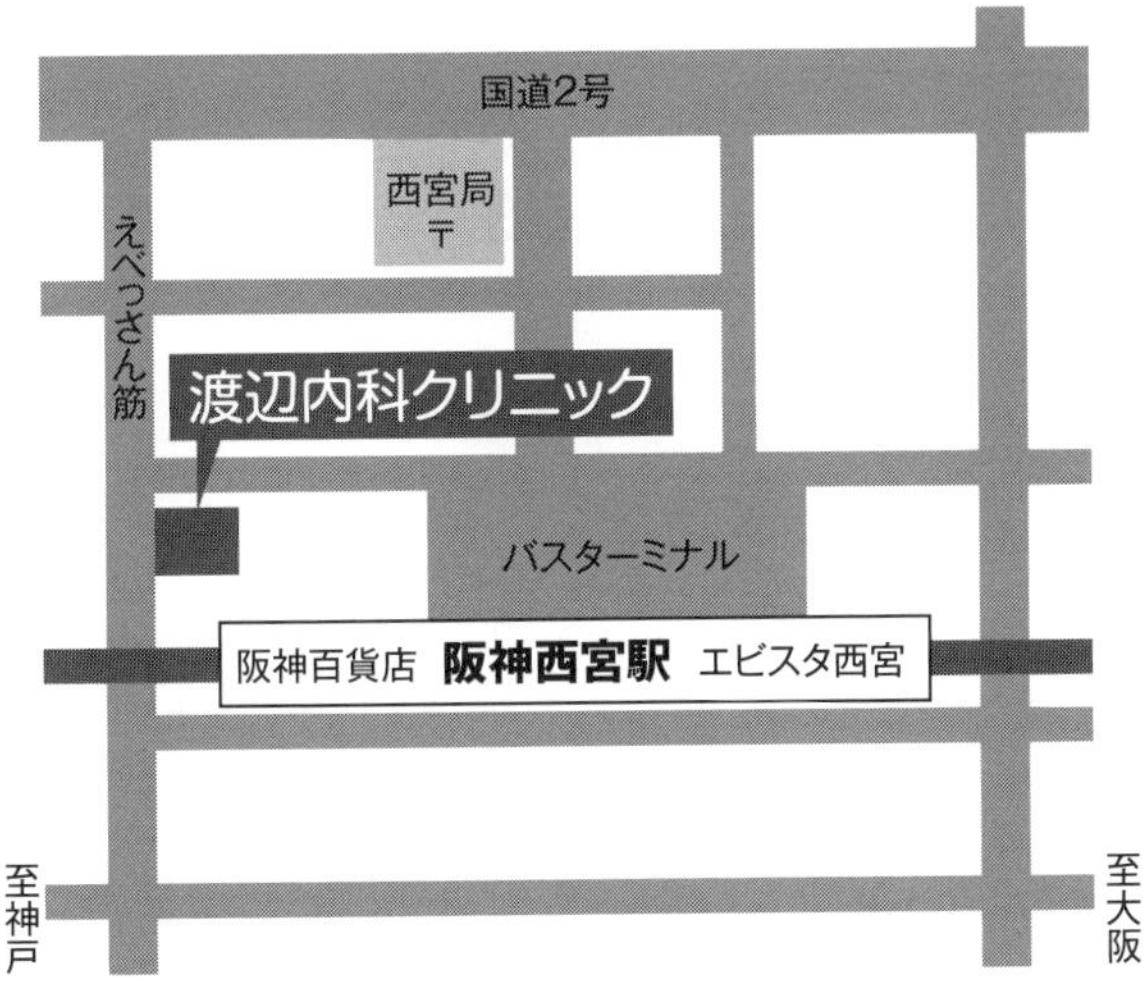

TEL：0798-23-5160

FAX：0798-23-5120

URL：http://www.watanabe-naika.jp/

沿革：2001年11月開院
2004年12月現住所に移転、院内処方、2診制に移行

あとがき

当院は兵庫県西宮市にある糖尿病専門の無床診療所です。2001年の開院当初から多職種によるチーム医療を続けています。医師は院長の私の他、非常勤医が5人。スタッフは看護師5人、管理栄養士4人、薬剤師3人、臨床検査技師4人、医療事務5人が在籍しています。

糖尿病ほどチーム医療が求められる疾患は他にないと思います。

管理栄養士から食事療法、薬剤師は薬物療法の意義と処方管理、検査技師からは血糖自己測定や持続血糖モニターを含む検査の実践、考え方を患者さんにお伝えしています。事務職は、医師の診察補助や受付業務を通じて、患者さんの社会的環境や経済状況を把握します。看護師は患者さんの全身状態や心理状態にも目を配り、アドバイスする役割を担っています。さまざまな職種が垣根なく連携することで、患者さんの療養上の問題点を早期に発見、解決し、糖尿病診療の目標である健康者に遜色ない生活を送っていただけるのです。

当院では患者さんの支援や治療経験を通じて発見した問題の解決策を模索してきま

した。その経験を学会発表して糖尿病診療に携わる全国の医療者と共有しています。開業以来、糖尿病学会を中心に70回を超える演題発表を行いました。スタッフ全員に分担執筆してもらったこの本は開院20周年を記念した私たちの糖尿病診療の集大成です。

現在、わが国の糖尿病の患者数は1000万人以上いますが、糖尿病専門医の数はたかだか数千人にすぎません。大多数の患者さんは糖尿病を専門としない医師のもとで治療を受けているのが現実です。多くの患者さんに糖尿病について正しく理解してもらいたい、自分の健康を守る術を身につけてもらいたい、という思いがこの本を出版した動機です。内容の一部でも頭の片隅に残って、さきざき皆さまのお役に立てば、これに勝る幸せはありません。

最後までお付き合いいただき、ありがとうございました。

2023年10月

渡辺内科クリニック院長　渡辺　伸明

執筆者一覧

・医師

渡辺　伸明（糖尿病専門医・医学博士）
勝野　朋幸（糖尿病専門医・医学博士）
久保　聡子（糖尿病専門医）

・看護師

安原　孝子（糖尿病療養指導士）
梅谷　香奈（糖尿病療養指導士）
寺西　悦子
宮城　愛子
塗師ひかる

・臨床検査技師

中嶋　正子（糖尿病療養指導士）
小西　幸子（糖尿病療養指導士）
山口由以子（糖尿病療養指導士）
出口　雅子（糖尿病療養指導士）

・薬剤師

井戸　　藍
清末　智子
寺西　美優

・管理栄養士

田中かおり（糖尿病療養指導士）
橋爪　正美（糖尿病療養指導士）
是兼　和子（糖尿病療養指導士）
宮﨑　朋香

・医療事務

奥野　浩子
森　　陽子
大和　弘枝
奥村智也子
松井　智子

専門《せんもん》チームがマジメに答《こた》える

糖尿病《とうにょうびょう》 お悩《なや》み相談室《そうだんしつ》

2023年11月30日　第1版 第1刷 発行

編 著 者　渡辺内科《わたなべないか》クリニック

発 行 者　金元 昌弘

発 行 所　神戸新聞総合出版センター
〒650-0044　神戸市中央区東川崎町1-5-7
電話 078-362-7143　FAX 078-361-7552
URL　https://kobe-yomitai.jp/

印 刷 所　株式会社 神戸新聞総合印刷

乱丁・落丁本はお取替えいたします。

ISBN978-4-343-01205-0 C0047